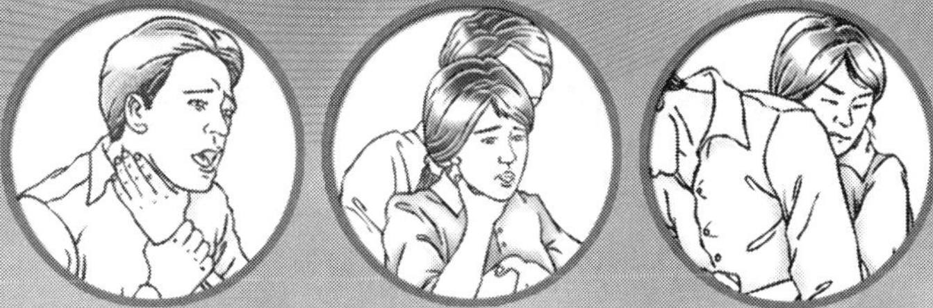

Core Emergency Nursing Procedures

핵심 응급술기

| 저 자 | 이은남 · 강지연 · 김복자 · 박진희 · 성미혜
소희영 · 송라윤 · 안숙희 · 유혜라 · 이은자 · 주현옥

| 감 수 | 정진우

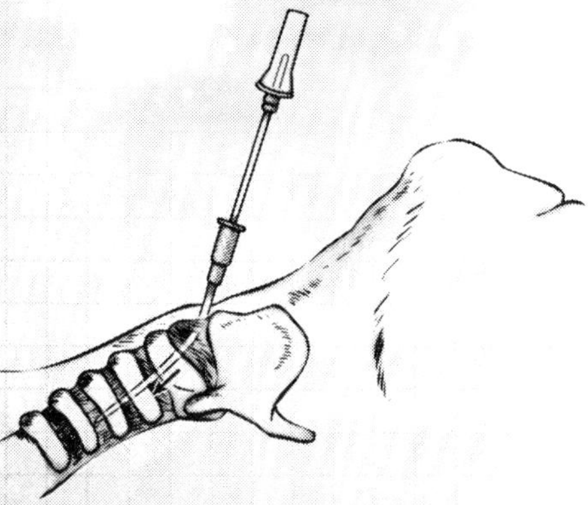

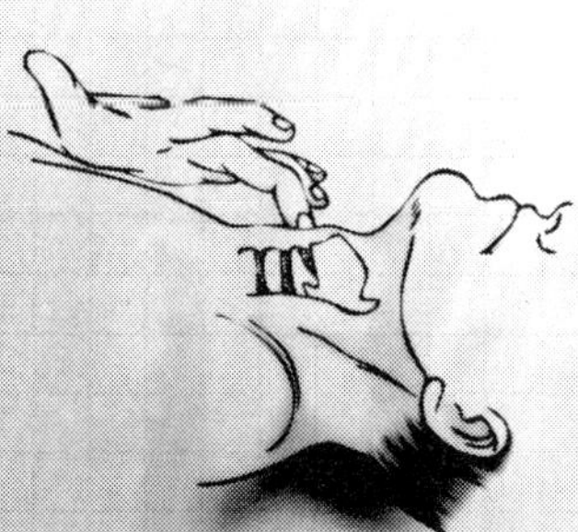

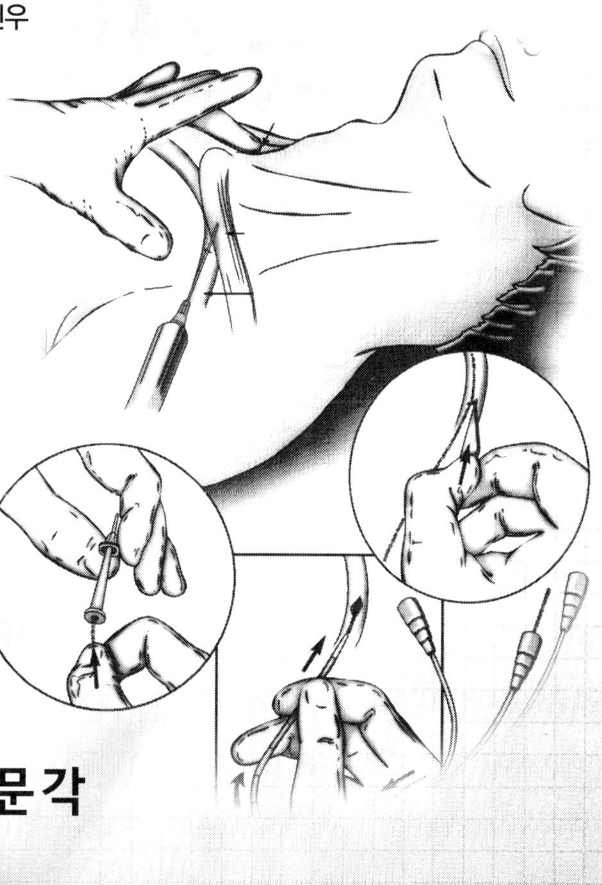

정문각

핵심 응급술기

Core Emergency Nursing Procedures

■ 대표저자

이은남 (동아대학교 의과대학 간호학과)

■ 저 자

강지연 (동아대학교 의과대학 간호학과)
김복자 (전 울산대학교 임상전문간호학)
박진희 (아주대학교 간호대학)
성미혜 (인제대학교 의과대학 간호학과)
소희영 (충남대학교 간호대학)
송라윤 (충남대학교 간호대학)
안숙희 (충남대학교 간호대학)
유혜라 (아주대학교 간호대학)
이은자 (가천대학교 간호학과)
주현옥 (동아대학교 의과대학 간호학과)

■ 감 수

정진우 (동아대학교 의과대학 응급의학과 교수)

머리말

응급실은 급성질환이나 심각한 외상환자들의 다양한 요구로 잠시도 긴장을 늦출 수 없는 촌각을 다투는 곳으로, 응급실 간호사에게는 응급간호에 대한 광범위한 지식 못지않게 긴박한 상황에서 다양한 응급술기를 능숙하게 수행할 수 있는 능력이 중요하다. 이에 응급전문간호사 과정을 개설하여 운영하고 있는 대학의 교수들이 중심이 되어 간호학을 전공하는 학부학생이나 응급실에서 근무하는 간호사, 전문간호사, 응급구조사들이 유용하게 활용할 수 있는 응급술기 책을 만들게 되었습니다.

본 교재는 응급실에서 간호사가 중요하게 수행하는 핵심술기에서부터 자주 접하게 되는 술기까지 다양한 술기들을 체계적으로 다루고 있으며, 각 술기의 적응증과 금기증 및 연령에 따른 고려사항을 포함하여 간호사들이 술기 수행시 지침서로 활용할 수 있도록 하였고 특히 최신 가이드라인에 초점을 맞춰 기술하였습니다.

학부생들을 위해서는 응급간호 및 응급간호실습을 위한 교재로 활용될 수 있고, 임상실무에서는 간호사들의 술기 능력을 향상시키기 위한 지침서로 활용될 것으로 기대합니다.

유난히도 더웠던 올 여름에 많은 시간을 할애하여 집필에 참여해주신 교수님들께 진심으로 감사드리며 처음부터 끝까지 응급술기내용을 검토해주신 동아대학교 응급의학과의 정진우 교수님, 그리고 책의 출판을 위해 깊은 관심과 지원을 아끼지 않으신 정문각의 김시동 사장님, 꼼꼼하고 수준 높은 편집으로 책의 가치를 높여주신 강병열 편집부장님과 편집부 여러분께 진심으로 감사드립니다.

2012년 10월

저자 일동

차 례

제 1 부 사정술 및 중증도 분류법 1

제 2 부 기도유지술 13

제 3 부 호흡 및 환기술 63

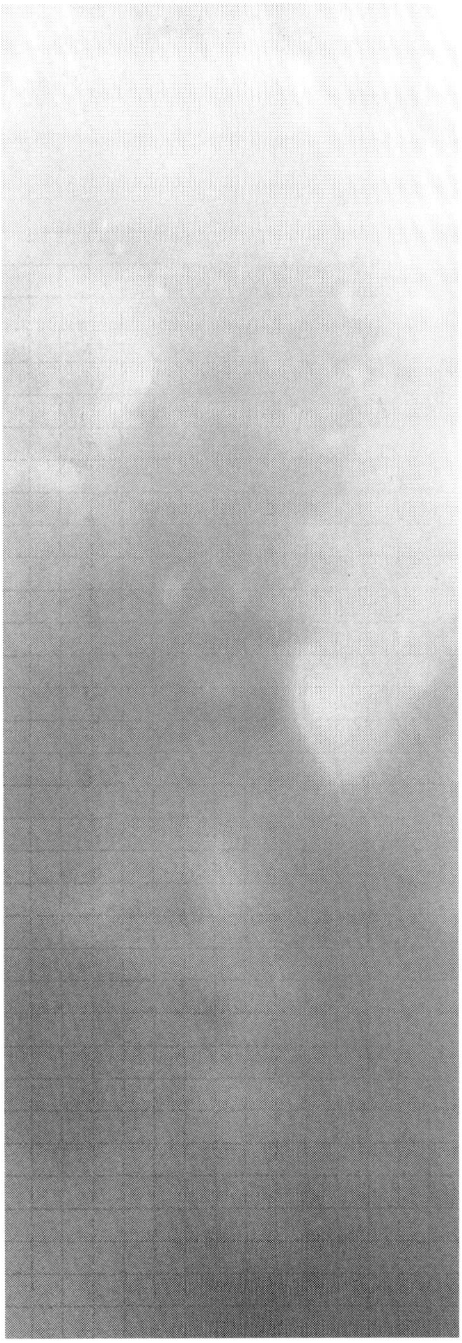

제1부

사정술 및 중증도 분류법

제1장 일차 사정술

정의

일차 사정술은 생명을 위협하는 상태를 신속하게 사정하고 중재하기 위해 수행되는 절차이다.

금기증 및 주의사항

1) 불, 유해가스 혹은 폭발과 같은 환경적 위험요소를 즉각 제거하는 것이 일차 사정보다 우선시 된다.
2) 생명을 위협하는 상황에 대한 중재가 실시될 때까지 다음 사정단계를 진행하지 않는다.

준비물

☑ 둥글게 말은 타월 또는 머리를 지지해 줄 수 있는 물품
☑ 의복 부착용 테이프(2~3인치)
☑ 청진기
☑ 펜 라이트
☑ 소생술에 필요한 기타 물품

절차

1) 경추를 고정한 채 기도의 개방 여부를 사정한다. 기도의 개방 여부는 가슴이 오르내리거나, 코와 입을 통한 숨소리를 듣고 느낌으로써 사정한다. 만약 기도가 부분적 혹은 완전히 폐색되었다면 그에 맞는 중재를 실시한다. 가능한 중재는 다음과 같으며 본문에 기술되어 있다.
   (1) 기도유지를 위한 체위
   (2) 기도내 이물질 제거
   (3) 구강기도기 삽입

(4) 비강기도기 삽입
(5) 후두 마스크 기도기
(6) 기관내 삽관
(7) 콤비튜브(Combitube) 기도기
(8) 윤상갑상막절개술
(9) 경피적 기관환기술
(10) 기관절개술
(11) 인두 흡인

2) 만약 경추손상의 가능성이 있다면 둥글게 말은 타월 또는 다른 두부 고정용품으로 머리를 고정시킨다. 머리를 지지하면서 척추 교정판이나 침대에 눕힌다. 방사선 촬영이나 신체검진에서 경부의 이상이 없는 것으로 확인될 때까지 계속 경추를 고정해야 한다.

3) 호흡수, 깊이 및 호흡곤란 정도를 관찰함으로써 호흡의 적절성을 평가한다. 양쪽 호흡음을 청진한다. 만약 호흡음이 들리지 않거나 비 정상적이면 맥박산소측정기로 모니터링을 하고 적절한 중재를 제공한다. 다음과 같은 중재가 가능하며 본문에 기술되어 있다.
(1) 호흡곤란 환자 체위 취해주기
(2) 산소요법의 원리 및 산소공급 방법
(3) 흡인
(4) 백-마스크 환기
(5) 응급 바늘 흉강천자
(6) 흉관 삽입

4) 요골과 경동맥 맥박수와 강도를 평가함으로써 순환상태를 사정한다. 피부색이나 온기를 관찰하고 촉진한다. 외부 출혈이 있는지 확인하고 순환이 안 되면 흉부압박을 포함하여 적절한 중재를 수행한다. 도와줄 사람이 있으면 심전도 모니터링을 하고 다음과 같은 중재를 실시한다.
(1) 저혈압환자 체위 취해주기
(2) 심낭천자
(3) 응급 개흉술 및 내부 제세동
(4) 정맥로 확보
(5) 제세동
(6) 동시성 심율동전환술
(7) 심장 조율

5) 의식이 명료한지(A), 구두 자극에 대해 반응을 보이는지(V), 통증 자극에 대해 반응하는지(P) 혹은 모든 자극에 대해 반응이 없는지(U)를 사정한다. 동공 크기와 동일성, 동공반사를 사정한다.

연령에 따른 고려사항

1) **기도유지**: 어린 영아의 경우 비강 호흡이 필요하다. 코를 벌름벌름하는 것은 호흡곤란이 심하다는 것을 시사한다. 비강 내 분비물이 있는 영아에게는 비강 흡인을 우선적으로 시행한다.
2) **호흡**: 어린아이의 늑골과 흉골은 성인에 비해 연골로 이루어져 있어 호흡곤란 시 퇴축 현상을 흔히 볼 수 있다. 영아는 늑간근이 덜 발달되어 있어 횡격막 호흡에 크게 의존하므로 호흡곤란 시 어린이에게는 똑바로 앉는 자세가 선호된다. 영아와 유아의 흉벽은 얇아서 호흡음 청진 시 잘못 판단할 수 있다. 반대쪽으로부터 호흡음이 전달되어 심지어 우측 기관지로 삽관이 되었거나 기흉의 경우에도 양쪽이 동일한 호흡음으로 들릴 수 있다.
3) **순환**: 영아에게는 상완동맥을 사정한다. 모세혈관 충만시간은 영아와 유아의 중요한 순환기 사정법이다. 아이의 이마나 가슴과 같은 중심부를 사정하며, 정상적인 모세혈관 충만시간은 2초 이내이다.
4) **신경학적인 상태**: 영아나 말을 하지 못하는 유아의 의식수준을 사정하기는 어렵다. 일차 사정을 하는 동안 촉진이나 통증을 유발하는 시술에 대한 반응과 자발적인 움직임에 대해서는 주목해야 한다. 이차 사정을 한 후에 적절한 소아용 의식수준 사정도구를 사용하여 신경학적인 상태를 사정한다.

합병증

1) 다음 단계의 사정을 하기 전에 생명을 위협하는 상황을 신속하게 파악하여 적절한 중재를 하지 않으면 환자 상태는 심각하게 악화될 수 있다.
2) 생명을 위협하는 상태에 대한 치료 없이 사지골절과 같은 위중하지 않은 상태에 대한 중재를 하는 경우 환자의 상태를 더욱 악화시킬 수 있다.

대상자 교육

척수손상이 없는 것으로 확인될 때까지 대상자를 옮기지 않는다.

제2장 이차 사정술

정의

이차 사정술은 증상이나 징후의 원인이 명확하지 않은 위중한 환자를 머리에서부터 발끝까지 신속하고 체계적으로 사정하는 것이다.

금기증 및 주의사항

1) 일차 사정을 완전히 마치기 전까지 이차 사정을 시작하지 않는다.
2) 이차 사정을 하는 동안 기도유지, 호흡, 순환 및 신경학적인 상태에 대해 계속 관찰한다. 지시에 따라 생명을 위협하는 상태에 대한 중재를 시도하기 위해 이차 사정을 중단한다.
3) 머리에서부터 발끝까지 검진이 이루어지고 나면 이차 사정에서 발견된 손상이나 상황에 대해 우선순위를 정해서 중재한다.

준비물

- ☑ 청진기
- ☑ 산소맥박측정기
- ☑ 심장모니터
- ☑ 혈압계
- ☑ 체온계
- ☑ 담요

절차

1) 일차 사정에서처럼 외상 환자는 경추를 고정한다.
2) 검진을 위해 환자의 옷을 벗기고, 체온유지를 위해 담요로 덮어준다.
3) 혈압, 맥박, 호흡을 측정하며, 체온 측정은 이차 사정이 끝날 때까지 연기할 수

있다. 그러나 아주 고령이거나 어린 아이의 경우, 저체온증이나 고체온증 위험이 있는 경우에는 신속히 측정한다.

4) 심장과 맥박산소 모니터링을 시작한다.

5) 환자가 의식이 있다면 촉진 시 압통이 있는 경우 이야기하도록 하고, 통증 부위에 대한 정보를 수집한다. 손상기전에 대한 간단한 병력, 현재병력, 만성질환 유무, 알레르기 유무, 예방접종력 그리고 현재 약물 복용력에 대해 묻는다.

6) 머리에서부터 발끝까지 상처, 기형, 변색, 코나 귀로부터의 출혈성 분비물 유무 등을 살핀다. 두부와 얼굴을 촉진하여 상처와 기형 혹은 압통 유무를 확인한다. 의식이 있고 협조 가능한 환자의 경우 안구운동과 시력, 치아의 교합 등을 평가한다. 그리고 가솔린, 과일향 호흡이나 에탄올 등의 이상한 냄새 등에 주목한다.

7) 필요하다면 경추 칼라의 앞부분을 제거하고 다른 한 사람은 두부와 경부를 손으로 고정한다. 목 앞부분의 상처, 경정맥 팽대, 변색 혹은 기형 등이 있는지 살핀다. 목 앞쪽을 촉진하여 기형, 염발음, 압통 혹은 기관지 변위 등을 확인한다. 두개골의 기저 부위에서부터 등 상부까지 경추 뒷부분을 부드럽게 촉진하여 상처나 변형, 압통, 근경련 유무를 확인한다.

8) 가슴 앞과 옆부분을 시진하여 상처, 기형, 변색, 호흡 시 팽창, 대칭 유무, 역리적 운동 여부를 살피고, 가슴 앞과 옆부분을 촉진하여 기형과 압통 및 염발음을 확인한다. 호흡음을 청진하여 호흡음이 있는지, 양쪽이 동일한지 확인한다. 악설음이나 천식음같은 비 정상적인 호흡음에 주목한다. 그리고 심음은 깨끗한지, 잡음이 들리는지 청진한다.

9) 복부의 상처나 변색 혹은 팽창 유무를 시진하고, 장음을 청진한다. 복부를 부드럽게 촉진하여 압통이나 강직 혹은 덩어리 등이 있는지 확인한다.

10) 골반과 성기의 상처와 기형, 변색 혹은 요도구나 질 혹은 직장으로부터 출혈이 있는지 살핀다. 전상 장골능 부위를 부드럽게 누르거나 치골결합 부위를 누름으로써 골반 압통이나 염발음 혹은 불안정성 여부를 확인한다. 대퇴맥박의 유무와 동일성을 확인하기 위해 촉진한다.

11) 사지에 상처나 기형 혹은 변색이 있는지 살피고, 촉진하여 압통 유무와 기형, 근경련, 원위부의 맥박 유무를 확인한다. 환자가 의식이 있다면 발가락과 손가락을 흔들어보이게 하고, 촉각 감지 여부를 물어봄으로써 운동과 감각기능을 사정한다.

12) 외상 환자를 통나무 굴리기 방법으로 몸을 돌릴 때 경추선열을 유지하기 위해 환자의 협조를 구한다. 어떤 환자는 몸 뒷부분을 사정하기 위해 양 옆으로 돌릴 필요가 있다. 등 부위의 상처나 변형 혹은 변색 유무를 살핀다. 등 뒤를 촉진하여 상처와 변형 혹은 근경련 등을 확인한다.

13) 남자 외상 환자에게는 항문괄약근의 긴장도와 전립선의 위치 및 잠혈 유무를 확인하기 위해 직장검진을 실시하고, 여성 환자에게도 직장검진을 하여 괄약근의 긴장도와 잠혈 유무를 확인한다.

연령에 따른 고려사항

1) 영아와 소아의 체온조절 능력은 덜 발달되어 있어서 저체온증에 빠지기 쉽다. 담요 등을 잘 덮어주고 지시에 따라 가온을 해준다.
2) 소아의 정상적인 활력증상 범위는 연령에 따라 다양하다(▶표 2-1). 심박동수와 호흡수는 저산소증이나 저혈량증 같은 생리학적인 문제 외에도 공포나 통증, 불안 시 변할 수 있다. 소아는 저혈량증임에도 불구하고 혈압이 정상적으로 유지될 수 있다. 그러므로 순환상태에 대한 다른 사정(심박동수, 모세혈관 충만, 피부색 등)이 세심히 이루어져야 한다.
3) 소아 환자의 경우 체중에 따라 약물, 수액소생술, 그리고 기타 중재 필요 여부가 달라지므로 체중을 가능한 한 빨리 측정해야 한다.

표 2-1 연령에 따른 정상적인 활력증상 범위

연령	심박동수	호흡수
0~3개월	90~180	30~60
3~6개월	80~160	30~60
6~12개월	80~140	25~45
1세	75~130	20~30
6세	70~110	16~24
10세	60~90	14~20

합병증

1) 이차 사정을 하는 동안 발생한 생명을 위협하는 상황을 신속히 파악하여 적절한 중재를 하지 못한다면 환자의 상태는 더욱 악화될 수 있다.
2) 외상 환자의 이차 사정을 하는 동안 척추 정렬과 고정을 유지하지 못하면 척수 손상을 초래할 수 있다.
3) 이차 사정을 마치지 못했거나 중재를 제공하기 전에 우선순위를 정하지 못하면 환자의 상태는 더욱 악화될 수 있다.

4) 생명을 위협하는 상태에 대한 중재 없이 사지골절과 같은 위중하지 않은 상태에 대한 중재를 하는 경우 환자의 상태를 더욱 악화시킬 수 있다.

대상자 교육

척수손상이 없는 것으로 확인될 때까지 대상자를 옮기지 않는다.

제3장 중증도 분류법

정의

중증도 분류법(triage)은 내원한 환자의 중증도에 따라 치료의 우선순위를 결정하는 과정이다. 특히 중증도 분류는 모든 환자가 동시에 치료를 받기에는 자원이 충분하지 않을 때 환자 치료의 효율성을 높이는 데에 기여한다. 즉 응급실에 내원한 환자를 적절한 장소에, 적절한 시기에, 적합한 의료인이 치료할 수 있도록 하는 것이다.

절차

신뢰도와 타당도가 높은 중증도 분류도구를 사용하여 환자를 분류한다.

1) CTAS(Canadian Triage and Acuity Scale)

CTAS는 1995년 캐나다에서 개발되어 전역의 응급실에서 사용되고 있으며, 국내에서도 유용성이 높이 평가된 바 있다. 1단계가 중증도가 가장 높고 5단계가 중등도가 가장 낮다. 각 중증도 수준의 항목은 환자의 과거병력과 내원 시 임상소견을 함께 고려하여 평가하고 각 중증도에 따라 최대 2시간 간격으로 지속적으로 재평가하는 포괄적인 분류도구이다.

1단계는 즉각적으로 중재가 요구되는 소생단계(resuscitation)이고, 2단계는 신속한 중재가 요구되는 응급단계(emergent)이며, 3단계는 응급중재가 필요한 긴급단계(urgent)이다. 4단계는 준긴급단계(semi urgent)로 1~2시간 내의 중재로 호전될 수 있는 단계이고, 5단계는 만성적인 문제이며 악화될 가능성이 없는 비 긴급단계(non-urgent)이다(▶표 3-1).

표 3-1 Canadian Triage and Acuity Scale(CTAS)

단계	재평가 간격	흔히 보이는 소견	진단명
1단계 소생단계	즉시	• 심폐 정지 • 심한 외상 • 쇼크 • 심한 천식 • 심한 호흡부전 • 의식수준의 변화	• 외상성 쇼크 • 외상성 기흉/긴장성 기흉 • 기도폐색을 동반한 안면화상 • 저혈압과 무의식을 동반한 약물과다 복용 • 복부 대동맥류 파열

표 3-1 Canadian Triage and Acuity Scale(CTAS) – 계속

단계	재평가 간격	흔히 보이는 소견	진단명
		• 발작	• 합병증을 동반한 급성 심근경색증/울혈성 심부전/저혈압 • 호흡곤란 발작 (status asthmaticus) • 심한 두부손상(무의식) • 간질성 발작
2단계 응급단계	15분마다	• 두부손상(±의식의 변화) • 심한 외상 • 의식수준의 변화(기면, 졸리움, 초조) • 화학물질에 노출: 안구 • 심한 알레르기 반응 • 흉통 + 내장성, 비외상성 ±관련 증상 • 복통(50세 이상) ±관련 증상 • 요통(비 외상성) • 위장관출혈 + 활력증상 이상 • 심각한 결함을 동반한 뇌졸중 • 심한 천식(PEFR < 40%) • 중등도/중증 호흡곤란 • 질출혈 + 급성, 통증점수 > 5 • 구토 혹은 설사(탈수가 의심됨)	• 두부손상 • 다발성 손상, 다발성 늑골골절 • 경부손상/척수손상 • 알칼리성/부식성 안구화상 • 아나필락시스 • 급성 심근경색증, 불안정형 협심증, 울혈성 심부전, 흉통 • 역류성 식도질환 • 약물과다 복용 • 복부 대동맥류, 맹장염, 담낭염 • 뇌졸중 • 심한 천식 • 만성 폐쇄성 폐질환, 백일해 • 자연유산 • 자궁외임신/자궁파열 • 후두개염, 뇌막염, 패혈증 • 급성 정신질환 발작/초조 • 저혈당증, 당뇨성 케톤산증, 고혈당증 • 편두통 • 신결석, 요통/염좌(디스크), 각막염, 홍채염
3단계 긴급단계	30분마다	• 두부손상, 의식 명료, 구토 • 중등도 외상 • 학대, 방치, 폭행 • 구토 혹은 설사(2세 이상) • 투석문제 • 감염증상 • 경증/중등도 천식: PEFR > 40%	• 두부외상 • 어깨전방탈구, 경골/비골골절 • 양쪽 발목골절 • 신우신염 • 지속되지 않는 천식/만성 폐쇄성 폐질환 • 세기관지염/백일해, 폐렴 • 흉통(비특이성, 위장관, 호흡기계)

표 3-1 Canadian Triage and Acuity Scale(CTAS) – 계속

단계	재평가 간격	흔히 보이는 소견	진단명
		• 흉통 + 내장성 증상 없음, 심질환 병력 없음 • 위장관출혈(정상 활력징후) • 급성 질출혈(정상 활력징후) • 발작, 도착 시 명료 • 급성 정신병 ±자살관념 • 통증점수(8~10)/10(경미한 외상을 동반) • 통증점수(4~7)/10(두통, 뇌졸중, 요통)	• 위장관출혈, 합병증 동반하지 않음 • 자연유산 • 발작 • 급성 정신병 ±자살관념 • 편두통, 신결석, 요통/염좌(디스크)
4단계 준긴급단계	60분마다	• 두부손상, 명료, 구토없음 • 경증외상 • 급성 복통 • 이통 • 흉통, 경비한 외상 고통스럽지 않음 • 구토 및 설사(2세 이상/ 탈수되지 않음) • 자살관념/우울 • 경미한 알레르기 반응 • 각막 이물질 • 만성요통 • 상기도 감염증상 • 통증점수(4~7) • 두통(편두통 아님/갑자기 시작되지 않음)	• 두부손상, 명료, 구토없음 • 요골골절(Colles fracture), 발목염좌 • 맹장염, 담낭염 • 중이염 • 흉통(비특이성, 위장관, 호흡기계) • 역류성 식도질환 • 자살관념/우울 • 두드러기 • 각막이물질 • 요통/염좌 • 상기도 감염
5단계 비 긴급단계	2시간마다	• 경미한 외상, 반드시 급성은 아님 • 인후통, 호흡기 증상 없음 • 설사(탈수 아님) • 구토(정상적인 의식수준, 탈수 아님) • 생리통 • 경미한 증상들 • 만성복통 • 정신과적 증상 호소 • 통증점수 <4	• 요통/염좌 • 상기도 감염 • 위장염 • 구토 • 생리장애 • 드레싱 교환 • 석고붕대 교환 • 변비 • 신경성, 인격 및 비 정신병성 장애 • 상세불명의 표재성 열상

2) RTS(Revised Trauma Scale)

RTS는 TS(trauma score)의 단점을 극복하기 위해 수정된 분류도구로서 의식상태(Glasgow coma scale로 측정), 수축기 혈압, 분당 호흡수의 3가지 항목으로 구성된다. 각각 0~4점의 점수로 측정되어 총 0~12점의 점수를 갖게 된다. 점수가 낮을수록 중증을 의미하고, RTS가 8점 이하이면 중환자로 분류되어 외상센터로 이송이 필요하다(▶표 3-2).

표 3-2 Revised Trauma Scale(RTS)

점수	수축기 혈압	분당 호흡수	G.C.S
4	≥90	10~29	13~15
3	76~89	≥30	9~12
2	50~75	6~9	6~8
1	1~49	1~5	4~5
0	0	0	≤3

제 2 부

기도유지술

제4장 맨손 기도 술기

정의

맨손으로 하는 기도유지 술기는 혀가 인두 뒤나 후두개로 말려 들어가지 않도록 환자의 기도를 확보하기 위한 시술이다.

적응증

기도를 적절히 유지하지 못하는 무의식 환자

금기증 및 주의사항

1) 의식이 없는 외상 환자나 경부손상이 의심되는 환자는 경부를 과신전시키지 않고 두부와 경부를 수평으로 유지해야 한다. 이러한 상황에서 기도를 유지하기 위해서는 턱 들어올리기(jaw-thrust)나 턱 들기(chin-lift) 방법을 실시한다.
2) 체위만으로 기도를 유지하는 것은 불충분할 수 있다. 부가적으로 흡인이나 삽관 등과 같은 중재가 적용될 수 있다.

절차

1) 환자를 앙와위로 눕힌다.
2) 머리 젖히고-턱 들기 방법(head tilt-chin lift maneuver):
   한 손을 환자의 이마에 대고 손바닥으로 압력을 가하여 환자의 머리가 뒤로 기울어지게 하면서, 다른 손으로 아래턱의 뼈 부분을 머리 쪽으로 당겨 턱을 받쳐 주는 것이다(▶ 그림 4-1). 이 방법은 경부를 과신전시키기 때문에 경부손상이 의심되는 경우에는 금기 시 된다.
3) 머리 젖히고-턱 들기 방법을 사용할 수 없는 경우에는 턱 들어올리기(jaw-thrust)나 턱 들기(chin-lift) 방법을 사용한다.
   (1) 턱 들어올리기 방법: 엄지손가락으로 관골궁(zygomatic arches)을 누르면서

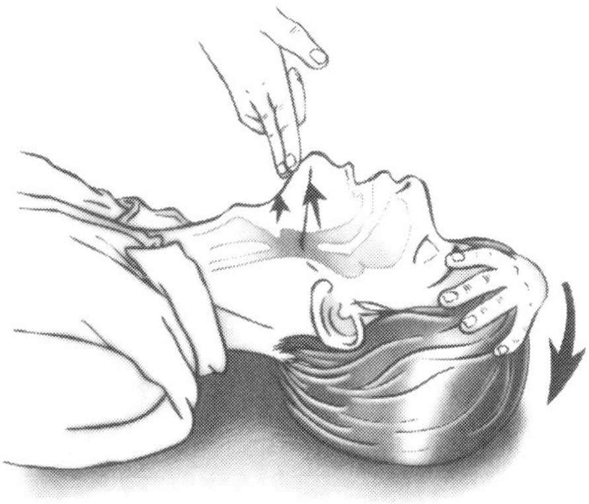

▶ 그림 4-1 머리 젖히고-턱 들기 방법(head tilt-chin lift maneuver)

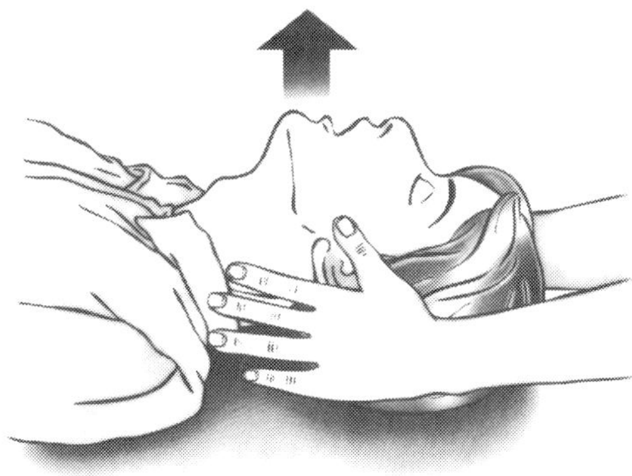

▶ 그림 4-2 턱 들어올리기 방법(jaw-thrust maneuver)

집게손가락으로 하악을 앞으로 올린다(▶그림 4-2). 하악을 앞으로 밀 때 엄지손가락은 두부의 움직임을 막기 위한 압력으로 작용한다.

(2) 턱 들기 방법: 두부와 경부를 수평으로 유지하기 위해 한 손은 이마에 올린다. 다른 손의 엄지와 집게손가락 사이로 하악을 잡아 앞으로 올린다(▶그림 4-3).

4) 각 시술 후 기도개방 여부를 재 사정한다.

연령에 따른 고려사항

1) 영아에게 머리 젖히고-턱 들기 방법을 시행할 때, 한 손은 영아의 이마에 대고 부드럽게 뒤로 누른다. 목은 약간만 신전되어야 한다(sniffing position. ▶그림 4-4).

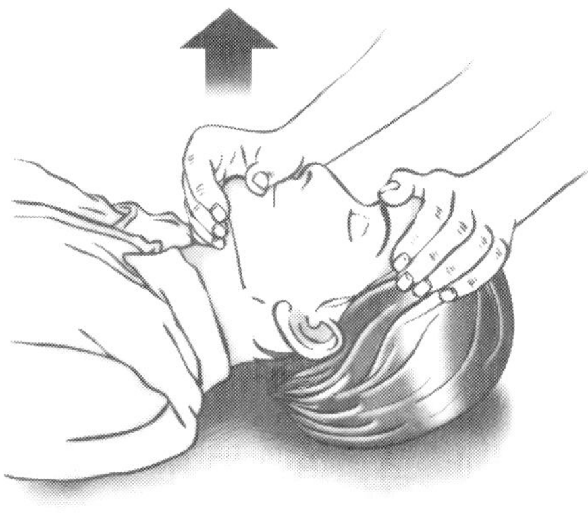

▶ 그림 4-3 턱 들기 방법(chin-lift maneuver)

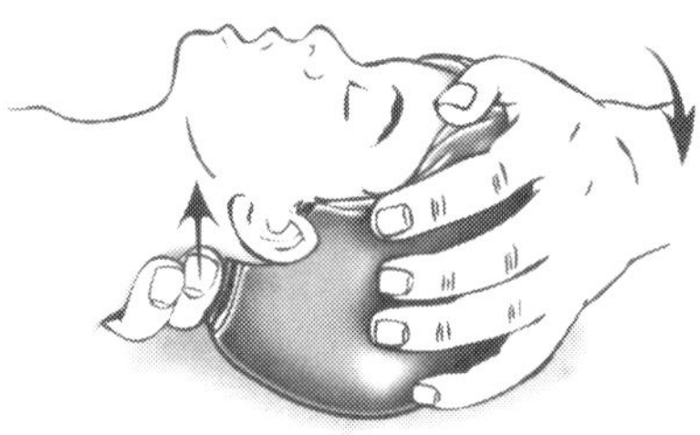

▶ 그림 4-4 Sniffing position

영아의 목을 과신전시키면 기도가 폐쇄될 수 있다. 다른 손의 손가락을 하악골 아래에 대고 위로 들어 올린다. 입이 닫히거나 턱 안쪽의 연조직이 눌리지 않도록 주의해야 한다. 이 경우 기도가 폐쇄될 수 있기 때문이다.

2) 고열, 침 흘림, 호흡곤란 등과 같은 후두개염 증상을 보이는 아동은 기도가 완전히 폐색될 수 있기 때문에 앙와위를 취하면 안 된다. 기도가 확보될 때까지 편안한 체위를 유지해 준다.

합병증

1) 기도가 계속 폐쇄되어 있으면, 흡인을 해야 하고, 구강인두기도기(oropharyngeal airway) 또는 비인두기도기(nasopharyngeal airway)를 삽입해야 한다.
2) 경추손상 환자의 두부와 경부를 움직이면 척수손상이 발생할 수 있다.
3) 턱뼈 아래의 연조직을 손가락으로 깊게 누를 경우 기도가 폐쇄될 수 있다.

제5장 이물 제거법

정의

이물질에 의한 상기도 폐쇄를 완화시키는 방법이다.

적응증

이물질에 의해 기도가 폐쇄되어 다음과 같은 증상을 보이는 경우 이물 제거법을 시행한다.

1) 갑자기 말을 할 수 없음
2) 일반적인 질식증상: 목을 움켜잡음(▶그림 5-1)
3) 흡기 시 잡음
4) 호흡 시 부속근을 사용하고 호흡하기 어려움
5) 약하거나 비 효율적인 기침 혹은 기침할 수 없음
6) 자연스런 호흡이 없거나 청색증
7) 영아 혹은 아동: 기침, 구역질, 천명 혹은 쌕쌕거림 등의 증상과 동반된 갑작스런 호흡장애

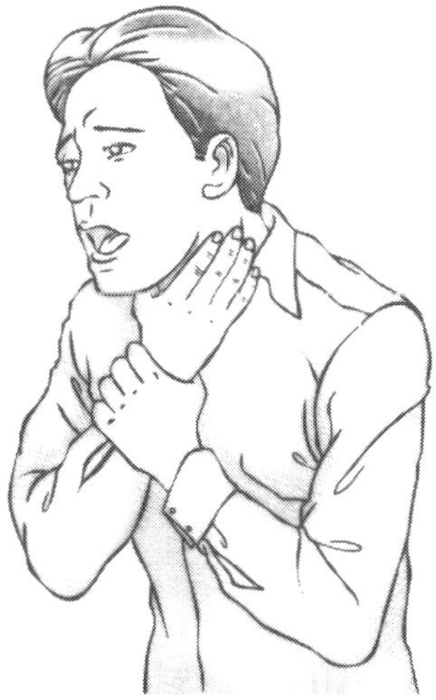

▶ 그림 5-1 질식증상

금기증 및 주의사항

1) 환자가 의식이 있는 경우에는 환자의 자발적 기침이 공기흐름을 최대화하고 폐쇄를 완화시킬 수 있다. 공기흐름이 차단되어 있지 않다면 환자의 자발적 시도를 방해하지 않는다.
2) 가슴 밀어내기(chest thrust)는 연가양 흉곽(flail chest), 심좌상(cardiac contusion), 흉골 골절 등의 흉부 외상 환자에게 사용해서는 안 된다.
3) 임신 말기와 심한 비만인 경우에는 가슴 밀어내기가 권장된다.
4) 복부 밀어내기(abdominal thrust)를 하는 동안 내부 장기손상을 피하기 위해서는 정확한 손의 위치가 필수적이다.

준비물

☑ 구강 흡인
☑ 켈리 포셉(Kelly forceps)과 후두경(선택사항: 상기도에서 이물질이 보이면 제거하기 위함)

대상자 준비

1) 대상자는 앉거나 서 있는다.
2) 대상자의 구강 안에 혈액이나 점액이 보이면 흡인한다.
3) 깨어지거나 느슨한 치아는 제거한다.
4) 윤상갑상막절개술(cricothyrotomy)을 시행할 준비를 한다.

절차

1) 앉거나 서 있는 환자 뒤에서 팔로 환자의 복부를 감싼다.
2) 손의 위치는 다음과 같다: 서 있거나 앉아 있는 경우, 한 손으로 주먹을 쥐고 다른 손으로 주먹을 감싼다. 손의 위치는 환자의 복부 위 검상돌기와 배꼽 사이 중간에 두어야 한다(▶그림 5-2).
3) 빠르게 안쪽과 위쪽으로 복부를 압박하면서 밀어낸다.
4) 필요하다면 기도폐쇄를 완화하기 위해 복부 밀어내기를 여러 번 반복한다. 시술

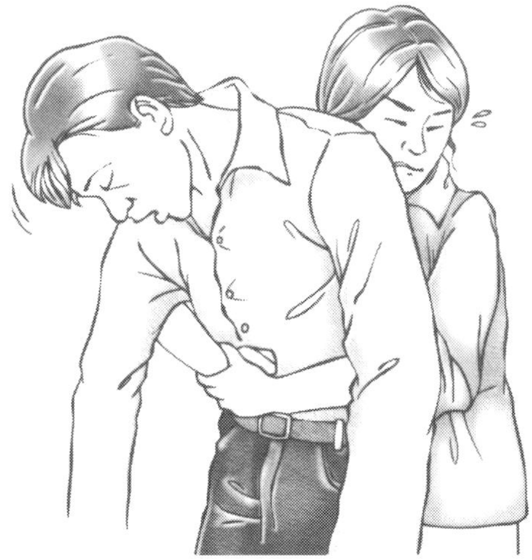

▶ 그림 5-2 서 있거나 앉아 있는 질식 환자의 복부 밀어내기

의 성공 여부를 확인하기 위해 자주 기도를 사정한다.

5) 임신이나 비만으로 인해 복부를 감싸 안을 수 없는 경우에는 가슴 밀어내기를 시행할 수 있다. 환자는 앙와위이거나, 좌위이거나, 서 있을 수 있다. 한 손을 다른 손으로 포갠 후 손의 바닥 쪽을 흉골 중앙에 둔다(심장 압박과 같은 위치). 척추를 향해 똑바로 아래로 누른다. 필요하다면 기도폐쇄를 완화시키기 위해 여러 번 반복한다(▶그림 5-3).

6) 후두경으로 구강과 인두에서 이물질이 보이면 Kelly forcep으로 제거한다.

연령에 따른 고려사항

1) 영아(1세 미만)

(1) 무릎을 꿇거나 앉아서 영아를 복위로 하고 머리는 몸통보다 낮춘 자세로 구조자의 무릎 위에 팔로 영아를 잡는다. 이 때 영아의 턱을 잡고 머리를 지지한다(▶그림 5-4).

(2) 손바닥 밑부분으로 영아의 견갑골 사이를 힘주어 5회 내리친다.

(3) 영아의 머리와 목을 지지하면서 머리가 가슴보다 아래로 향하게 하여 앙와위로 자세를 바꾼다.

(4) 흉부압박과 같은 위치인 젖꼭지선 바로 아래에서 재빨리 5회 가슴 밀어내기를 시행한다. 가슴 밀어내기는 이물질이 밖으로 나올 정도의 충분한 힘을 가해 약 1초당 1회의 비율로 시행한다.

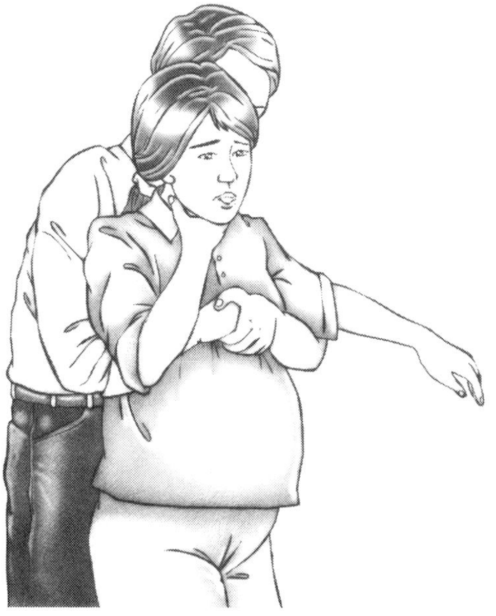

▶ 그림 5-3 임신중이거나 비만인 환자의 가슴 밀어내기

(5) 이물질이 밖으로 배출되거나 영아가 의식을 잃을 때까지 1단계부터 계속 반복한다.

(6) 영아의 반응이 없다면 심폐소생술을 실시한다. 숨 쉬기 위해 기도가 개방될 때마다 이물질을 사정하고 보이면 제거한다. 아무것도 보이지 않으면 심폐소생술을 계속한다.

(7) 환기가 불가능할 정도로 완전히 폐쇄된 경우에는 후두경과(Magill forceps)

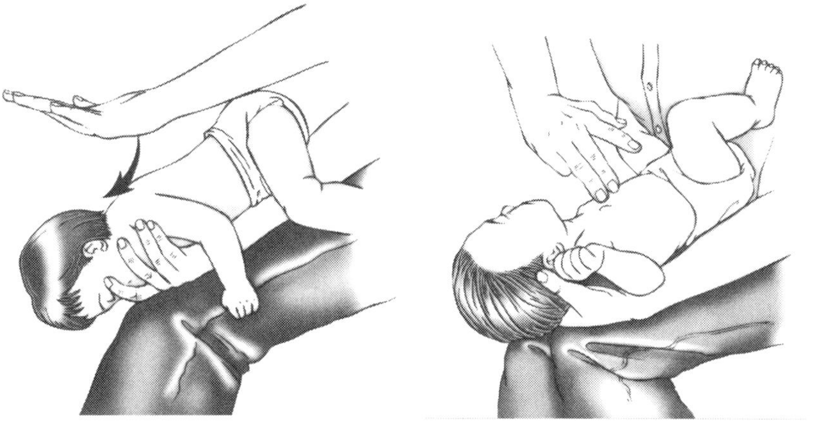

▶ 그림 5-4 영아의 등 치기(back blow)와 가슴 밀어내기(chest thrust)

를 이용하여 직접 이물질을 제거하거나 윤상갑상막절개술(cricothyroidotomy)을 시행한다.

합병증

1) 복부 동통, 반상출혈
2) 오심, 구토
3) 늑골 골절
4) 복부나 흉부의 내부 장기 손상

제6장 구강인두기도기 삽입술

정의

일명 구강인두기도기(oropharygeal airway)라고도 하는 구강기도기(oral airway)는 기도개방을 유지하기 위해 사용되는 기구이다.

적응증

다음과 같은 상황에서 기도의 개방성을 유지하기 위함

1) 구역반사 부전이나 하악 근육의 소실으로 인하여 기도가 폐쇄되었으나 자발적 호흡이 있는 무의식 환자
2) 머리 기울이기나 턱 올리기 또는 턱 밀어올리기와 같은 다른 수기조작으로 기도개방에 실패한 경우
3) 백 마스크를 통해 호흡하고 있는 대상자. 구강 기도유지기는 후인두의 연조직을 위로 올려서 환기를 용이하게 하며 위산의 역류를 최소화함
4) 기관내 튜브를 깨물거나 치아로 물 수 있는 구강삽관 중인 대상자. 구강 기도유지기는 물림보호대(bite block)를 사용함
5) 무의식 환자의 구강 분비물 제거를 용이하게 하기 위해 사용함

금기증 및 주의사항

1) 의식 있는 대상자에게 구강 기도유지기를 삽입하면 구역반사를 자극하여 기도경련을 야기하거나 구역질 혹은 구토를 유발할 수 있다.
2) 구강 기도유지기 삽입방법이 부적절하면 혀를 후인두로 밀어넣어서 오히려 기도폐쇄를 유발할 수 있다.
3) 너무 작은 기도유지기를 삽입하면 혀가 구인두 쪽으로 밀려서 폐쇄의 원인이 될 수 있으며, 너무 큰 기도유지기를 사용할 경우 기관폐쇄를 유발할 수 있다.
4) 기도유지기를 삽입하기 전에 구인두의 이물질을 제거하지 않으면 흡인을 일으킬 수 있다.

표 6-1 연령에 따른 구강 기도유지기 크기

연령	구강 기도유지기 크기
미숙아	000
신생아	00
만삭아	0
1~3세	1
3~8세	2
큰 체격 아동, 작은 체격 성인	3
중간 체격 성인	4
큰 체격 성인	5, 6

5) 대상자의 구역반사가 회복되면 구토나 흡인을 방지하기 위해 구강 기도유지기는 즉시 제거한다.

준비물

- ☑ 구강 인두흡인기
- ☑ 구강인두 기도유지기
- ☑ 설압자

대상자 준비

1) 앙와위를 취해 준다.
2) 구인두 내 혈액, 분비물 또는 다른 이물질을 흡인한다.
3) 연령에 따라 적절한 크기의 구강 기도유지기를 선택한다(▶ 표 6-1). 기도유지기를 얼굴 옆에 대보면, 가운데 앞니에서 경구개까지 위치한다. 만약 크기가 적절하다면 기도유지기의 끝이 턱의 각진부분(angle of the jaw)에 닿을 것이다.

절차

1) 설압자로 혀를 눌러 앞으로 이동시킨다. 기도유지기의 굴곡면을 아래로 향하게

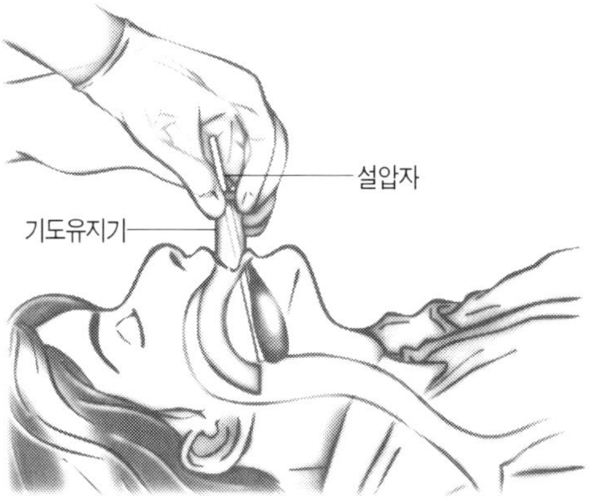

▶ 그림 6-1 설압자를 이용한 구강 기도유지기의 정확한 위치

하여 혀에서 구인두로 삽입한다(▶그림 6-1).

2) 성인이나 청소년들의 경우에는 기도유지기를 거꾸로(굴곡면이 머리 뒤쪽을 향하도록 하여)해서 삽입한 뒤, 기도유지기의 끝이 인두의 후벽에 닿으면 180° 회전한다.
3) 기도유지기의 가장 끝부분은 혀의 기저와 인후의 후방 사이에 위치하여야 하며, 기도유지기의 이음매 테두리는 입술 위에 편안하게 놓여야 한다.
4) 기도유지기의 개방성을 재 사정하고, 환기 동안 호흡음이 깨끗하고 균일한지 청진한다.

연령에 따른 고려사항

소아의 경우에도 설압자로 혀를 눌러 앞으로 이동시킨 다음, 기도유지기를 삽입한다(1단계). 그러나 구인두의 연조직에 상처를 입힐 수 있기 때문에 기도유지기를 거꾸로 삽입하여 회전하여서는 안 된다(2단계).

합병증

1) 입술, 혀, 치아 그리고 구강점막의 외상
2) 구토 또는 흡인
3) 완전한 기도폐쇄

제7장 비인두기도기 삽입술

정의

일명 비인두기도기(nasopharyngeal airway) 혹은 비강관(nasal trumpets)이라고도 하는 비강기도기(nasal airway)는 기도개방을 유지하기 위해 삽입하는 기구이다.

적응증

1) 상기도 반사는 정상이나 비인두 후면의 개방에 문제가 있는 경우
2) 기도유지 장애로 백-마스크 환기가 효과적이지 못하고 비강 기도유지기가 환기를 촉진할 수 있는 경우. 이 경우 비강인두 기도유지기와 구강인두 기도유지기가 병용될 수 있음
3) 하악관절 교정 등 입 주변의 심각한 외상으로 구강인두 기도유지기의 삽입이 기술적으로 어렵거나 불가능한 경우
4) 비강기관 흡인이 필요할 때 연조직의 외상을 최소화하기 위함

금기증 및 주의사항

1) 비강 기도유지기의 삽입으로 구역반사를 자극하여 구토를 유발할 수 있다.
2) 기도유지기가 너무 길어 식도까지 삽입되면, 복부팽만 현상과 과소환기를 일으킬 수 있다.
3) 비출혈을 일으켜 흡인될 수 있다.
4) 광범위한 안면외상 또는 기저두개골절이 있는 대상자에게는 금기이다.

준비물

- ☑ 비인두 흡인기
- ☑ 수용성 윤활제 또는 마취용 젤리
- ☑ 비인두 기도유지기

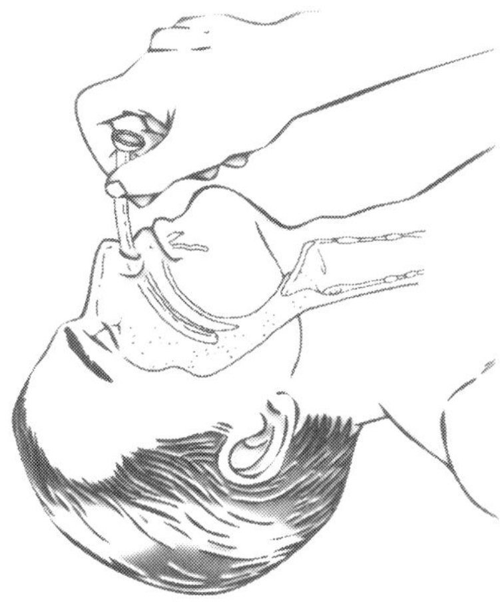

▶ 그림 7-1 비인두 기도유지기의 정확한 위치

대상자 준비

1) 앙와위나 상체를 약 90° 로 세운 고 파울러 체위를 취한다.
2) 외관상 직경이 크고 개방된 콧구멍을 선택하여, 비도(nasal passage)의 외상, 이물질, 비중격 만곡 또는 폴립을 사정한다.
3) 흡인기를 사용할 수 있도록 준비한다.

절차

1) 적절한 크기의 비강 기도유지기를 선택한다. 이때 콧구멍으로 용이하게 삽입할 수 있는 큰 기도유지기를 사용한다. 기도유지기의 크기는 내관직경(단위: mm)을 의미하며, 신생아부터 성인용까지 다양하다. 만약 적절한 크기의 기도유지기가 없으면, 기관내 튜브를 사용할 수 있다. 한편 기도유지기의 길이는 코끝에서부터 귀의 이주까지 측정한다.
2) 페닐에프린 또는 코카인 분무제나 용액으로 점막혈관을 수축시킬 수 있다.
3) 수용성 젤 또는 마취용 젤리를 기도유지기에 바른다.
4) 기도유지기 사면을 비중격 방향으로 하여 비강 저부를 따라 통과시킨다(▶ 그림 7-1). 기도유지기를 후인두까지 삽입한 다음, 기도유지기 말단의 날개부분(flange)이 콧구멍에 닿도록 귀 쪽으로 조금씩 회전한다. 모든 기도유지기의 사면은 오른쪽 콧구멍에 맞게 설계되어 있지만, 왼쪽 콧구멍에도 사용할 수 있다. 비인두

기도유지기의 만곡이 정상 비강의 만곡과는 반대가 되도록 기도유지기의 사면을 비중격 방향으로 하여 좌측 콧구멍에 삽입한 뒤, 기도유지기의 끝이 후면에 닿으면 180° 회전한다.

5) 저항감이 느껴지면 기도유지기를 조금씩 회전하면서 삽입하되 절대 억지로 삽입하지 않는다.
6) 기도유지기의 개방성을 재 사정한다.

합병증

1) 비출혈
2) 흡인
3) 흡인이나 부적절한 삽입으로 인한 이차적 저산소증
4) 삽입을 어렵게 하는 비강폐쇄 또는 기저두개골절과 안면외상이 있는 대상자는 금기이다.

제8장 기관내삽관술

정의

기관내삽관술(endotracheal intubation)이란 기관으로 직접 관을 넣는 절차를 말한다. 기관내 삽관은 코나 입을 통해서 삽입할 수 있다. 삽입법으로는 직접 후두경을 통해 보면서 삽입하는 방법, 코를 통해 기관이 보이지 않는 상태로 삽입하는 방법 등 전통적인 방법과 기관이 보이지 않는 상태로 손가락을 이용하여 삽입하는 수지삽입법(digital method)이 있다.

적응증

1) 위 내용물, 상기도의 침, 혈액이나 체액이 기관이나 폐로 흡인되지 않도록 예방
2) 기계적인 환기를 위한 기도확보
3) 분비물 흡인을 위한 접근로 확보
4) 응급 약물의 기관내 투여

금기증 및 주의사항

1) 기관내삽관술의 절대적인 금기사항은 없다. 그러나 다음과 같은 문제를 가진 환자에게는 주의해야 한다.
   (1) 구역반사가 있을 때
   (2) 경추손상 또는 경추손상이 의심될 때
   (3) 머리외상 또는 뇌압상승
   (4) 안면골절

2) 후두개염은 후두경련이나 완전 기도폐쇄의 위험이 있으므로 주의해야 한다. 이상적으로 후두개염이 있는 환자에게 삽관술을 할 때 외과적 수술이 가능한 상황에서 가장 숙련된 의료인이 시행하도록 한다.
3) 각 기관내 삽입법에 따라 주의점을 고려하도록 한다.

장비

- ☑ 기관삽관용 관: 커프 없는 2.5~5mm 또는 커프 있는 4.5~9mm
- ☑ 후두경 핸들
- ☑ 후두경 블레이드: 커브(2~4) 또는 일직선(1~4)
- ☑ 각 사이즈별 기관내관에 맞는 스타일렛
- ☑ 커브가 있는 관의 공기 주입을 위한 10mL 주사기
- ☑ 비강 삽관을 위한 윤활제 또는 리도카인 젤리
- ☑ 벤조카인, 코카인 또는 페닐에프린 하이드로클로라이드(Neo-Synephine) 또는 비강삽관을 위한 스프레이(선택가능)
- ☑ 진정과 마비를 위해 처방된 약물(제9장 보기)
- ☑ 관의 고정장치(상업적으로 제품화된 것 또는 테잎)
- ☑ 청진기
- ☑ 기관지경, 가벼운 스타일렛 또는 탄력적인 고무 확장기 등 부속물
- ☑ 100% 산소와 연결된 저장 백이 있는 백 마스크
- ☑ 기타 장비
  - 석션, tonsil과 카테터 팁
  - 여분의 후두경 손잡이와 배터리
  - 관의 위치를 확인하기 위한 호기말 이산화탄소 측정기(선택가능)
  - 삽관술 동안 산소포화도를 체크하고 관의 위치를 확인하는 데 도움이 되는 산소포화도 측정기(선택가능)
  - 사지억제대(선택가능)

대상자 준비

1) 비 재호흡 산소마스크나 백마스크 장치를 사용하여 미리 100% 산소로 환기시킨다.
2) 마비제나 진정약물 또는 처방된 국소마취제를 준다.
3) 대상자에게 억제대를 하여 비의도적 삽관 제거를 방지한다.

절차

1) 삽관하기

구체적인 삽관술 단계는 삽입방법에 따른다. 구강삽관을 위한 구체적인 지시사

항은 제10장에 기술되어 있다.

2) 관의 위치 확인

삽관술 직후 확인하고 고정한 후에도 임상적 사정을 위해 또는 환자를 이동한 후에는 관의 위치를 확인해야 한다.

(1) **상복부 청진 및 흉부상승**: 흡기 시 가슴이 올라가는 것을 관찰하며 상복부를 청진한다. 흉부 상승없이 상복부에서 가스 소리가 들리는 것은 관이 식도에 위치함을 의미하므로 즉시 관을 제거하고 다시 과호흡을 시킨 후 재 삽관을 시도한다.

(2) **호흡음**: 오른쪽과 왼쪽 액와와 전흉부를 청진하면서 양쪽이 대칭적으로 들리는지 호흡음을 확인한다. 호흡음이 한쪽에서 들리지 않거나 잘 들리지 않는 것(흔히 왼쪽)은 관이 주기관지까지 밀려 들어가 있음을 암시한다. 관을 약간 뒤로 빼내고 다시 위치시켜 양쪽 호흡음이 동일하게 들리도록 한다.

(3) **호기말 이산화탄소 검사 및 모니터링**: 이러한 장치들은 적절한 관류상태에서 환자의 관의 위치를 확인하는 보조적인 방법으로 추천된다. 부적절한 관류 또는 심정지 상태에서는 관의 위치가 적절해도 이산화탄소가 제대로 배출되지 못한다.

(4) **식도 검출기 장치(esophageal detector device)**: 이 장치는 기관내관에 부착되어, 전구형 또는 주사기형 기구가 달린 흡인기가 적용된다. 삽입된 관이 식도에 위치하였다면 흡인이 적용될 때 조직이 관에 달라붙어 전구형이나 주사기형 기구를 채우는데 저항이 느껴질 것이다. 관이 기관 내에 위치하면 흡인 시 전구형, 주사기형 기구에 쉽게 공기가 채워지게 된다. 이런 기구들은 심정지 상태에서 관의 위치를 확인하기 위한 보조수단으로 추천된다.

(5) **후두경**을 통해 관이 성대를 통과하는 것을 직접 확인한다.

(6) **백밸브 저항(bag-valve compliance)**: 관의 폐쇄, 기관지 경련 또는 긴장성 기흉이 있는 경우 백밸브를 이용한 폐 환기 시 저항을 느끼게 되며, 관이 위장에 위치한 경우 이러한 저항이 적어진다.

(7) **호기 시 관 내부에 습기**가 고이는 것은 삽입된 관이 기관내 위치하고 있음을 의미한다.

(8) **발광용 탐침의 사용**: 빛을 발하는 탐침을 이용하는 경우 삽관 후 목 주위에 빛이 보이면 관이 기관 내에 적절히 위치한 것이다.

(9) **산소포화도 측정**: 적절한 산소포화도가 유지되면 관의 위치가 기관 내에 있음을 확인하는 데 도움이 된다.

(10) **기관내관에 위 내용물**: 관 안에 음식물 등 위 내용물이 있으면 식도 내로 삽관된 것을 의미한다.

(11) **관의 커프 촉진**: 환자의 머리가 중앙에 위치하였을 때 기관 내 분기점과 기관지를 기준으로 흉골상절흔 부위를 부드럽게 촉지한다. 관을 조금씩 앞뒤로 움직일 때 커프의 확장을 촉지할 수 있으면 관이 적절히 기관 내에 위치한 것이다.

(12) **흉부 방사선 촬영**을 통해 기관 분기점 바로 위에 관이 위치한 것을 볼 수 있다.

3) 기관내 삽관의 고정

의도하지 않게 관이 빠지는 것을 막기 위해 기관내 삽입된 관은 반드시 잘 고정하도록 한다. 적용 시 다음 사항을 고려한다.

(1) 구강을 통한 기관내 삽관 후에는 구강 인공기도를 삽입하여 환자가 관을 깨물어 기도가 막히는 것을 예방한다.

(2) 흡인이나 구강간호가 가능하도록 환자의 입을 테이프 또는 다른 장치로 폐쇄시키지 않는다.

(3) 관이 빠지거나 밀려 들어가지 않도록 고정한다.

(4) 가능하면 고정 시 피부에 압력점을 최소화하여 합병증이 발생하지 않도록 한다.

(5) 테이프를 사용하거나 끈으로 묶는 경우 목을 한 바퀴 감아 최대한 고정시킨다.

(6) 가능하면 관에 표시된 위치가 노출되도록 고정하여 관의 위치가 이동되었는지 쉽게 확인할 수 있도록 한다.

(7) 제조회사에서 공급하는 고정장치가 있는 경우 다음과 같이 적용한다(▶그림 8-1).

a. 2.5cm 넓이의 접착테이프를 약 60cm 정도 벗긴다.

b. 접착테이프 끝 10cm를 반으로 자른다.

c. 접착테이프를 접착 부위를 위로 하여 목 아래에 밀어 넣는다.

d. 접착테이프의 양쪽으로 환자의 얼굴을 감싸며 앞으로 한 바퀴 돌려 가져온 후 관을 감싸며 고정시킨다. 필요 시 테이프를 더 붙인다.

(8) 관의 위치를 안전하게 고정한 후에 다시 한 번 확인한다.

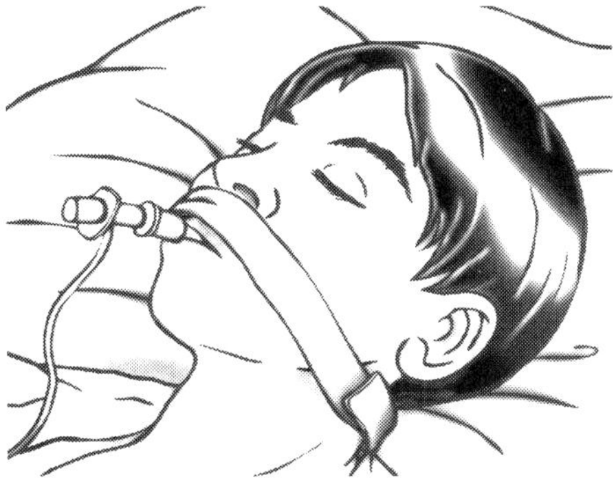

▶ 그림 8-1 Dale stailock 기관내 삽관 지지대

연령에 따른 고려사항

1) 연령별 관의 정확한 사이즈는 나이와 체중을 근거로 하며 표 8-1과 같다. 표 8-1의 기준 이외에 다음 방법을 적용할 수 있다.

표 8-1 연령에 따른 관의 크기

연령	체중(kg)	튜브 크기(내관 직경)
조산아	1.5~2.0	3.0
신생아~3개월	3~6	3.5
6~12개월	7~10	4.0
2세	12	5.0
4세	16	5.5
6세	20	6.0
8세	25	6.5
10세	34	6.5(커프 있음)
12세	40	6.5~7.0(커프 있음)
14세	50	7.0(커프 있음)

(1) 환자의 새끼손가락 사이즈를 기준으로 남자는 대부분 7.5~9mm 관, 여자는 대부분 7~8mm 관이 사용된다. 비강내 삽관은 대부분 구강 삽관보다 0.5~1mm 작은 관이 삽입된다(Lutes & Hopson, 2004).

(2) 2세 이상 소아의 대략적인 기관내관의 사이즈를 측정하는 데 다음 공식을 사용한다(Luten & Kissoon, 2004):

(16 + 나이)/4 = 기관내관 사이즈

2) 기관내관의 깊이는 환자의 연령과 사이즈에 따른다. 성인 여성의 평균 깊이는 (중앙선에서) 21cm, 성인 남자는 23cm가 필요하다(Lutes & Hopson, 2004). 소아의 입에서부터 중앙 기관까지 길이는 다음 공식으로 측정된다(Luten & Kissoon, 2004):

기관내관 길이(cm) = 관 내관의 지름×3

3) 소아들에게는 구강을 통한 삽관술이 더 선호된다(luten & Kisson, 2004).
4) 소아의 기도(airway)에서 가장 좁은 부분인 윤상연골이 커프가 없는 기관내관의 커프 역할을 한다(Luten & Kissoon, 2004). 병원에서는 커프가 있는 관도 신생아와 영아에게 사용될 수 있다. 커프의 압력은 최소한 20cmH_2O로 유지해야 한다. 심한 폐 합병증이 있거나 기관내 압력이 높은 경우 소아에게 충분한 환기를 제공하기 위해 커프가 있는 관을 사용할 수 있다.
5) 영아와 소아에서는 관의 위치가 주 기관지까지 깊이 위치하거나 기흉이 있어도 호흡음에서 잘 나타나지 않을 수 있으므로 반드시 흉부 방사선 사진으로 관의 정확한 위치를 확인한다.
6) 영아나 유아의 머리 위치를 중앙으로 유지하는 것이 중요하다. 주로 삽관 후 짧고 커프가 없는 관을 사용하므로 머리의 움직임에 의해 관의 위치가 변경되기 쉽다. 머리를 숙이면 관이 빠지게 되고, 목을 신전시키면 관이 오른쪽 주 기관지 쪽으로 밀려 들어가게 된다.
7) 식도검출기 장치(esophageal detector device)는 1살 이하의 소아, 심한 비만환자, 임신말기 환자에게는 권장되지 않는다. 1살 이하의 소아에게 적용하면 효과가 적다.
8) 소아나 영아에서 호기말 이산화탄소 측정으로 관의 위치를 확인할 수 있다. 2kg 이상의 환자에게 비색 분석장치(colometric device)가 사용될 수 있다.

합병증

1) 식도내 삽관: 환자의 폐 환기가 없이 복부팽만이 나타날 위험이 있음. 복부팽만은 환자에게 구역질을 증가시킬 위험이 있고 일회 호흡량을 감소시킴

2) 관의 이탈: 환자 체위 변경 등 움직임 후에는 관의 위치를 자주 사정할 것
3) 치아, 비강점막, 후인두, 후두(삽입 방법에 따라)의 손상

대상자 교육

1) 기관내 삽관을 가지고 있는 동안 말을 할 수 없음
2) 삼키는 동작이 구토를 감소시키는 데 도움이 됨
3) 절대 관을 움직이거나 조작하지 말 것

제9장 신속한 연속적 기관삽관술

정의

신속한 연속적 기관삽관술(rapid sequence intubation)은 응급상황에서 환자의 근육신경 마비를 유도한 후 수행하는 기관내 삽관을 의미한다.

적응증

1) 무의식 또는 마비 환자
2) 머리손상 환자
3) 복합적인 기도 응급상황에서 환자의 흡인 위험을 줄이기 위함

금기증 및 주의사항

1) 신경근차단제(NMBAs)는 응급 기도관리의 기본으로 흡인과 같은 잠재적 합병증의 위험을 최소화하면서 구강을 통한 기관내 삽관을 수행하도록 한다. 두 가지 계열의 신경근차단제가 있는데 하나는 비 길항적-탈분극 제제로 석시닐콜린이 대표적 약제이다. 또 하나는 길항적-비 탈분극 신경근차단제로 benzyliso-quinolone 화합물(예: Atracurium과 mivacurium)과 amino-steroid 화합물(예: vecuronium, pancuronium, rocuronium)이 있다.
2) 대표적 신속 삽관법은 석시닐콜린을 사용한다. 석시닐콜린은 가족력으로 악성 고혈압이 있거나, 24시간 이상의 화상환자, 7일 이상의 분쇄형 손상을 입은 환자에게는 석시닐콜린으로 인한 고칼륨혈증의 위험을 증가시킬 수 있으므로 절대 금기이다(Caro & Laurin, 2008). 석시닐콜린의 투약을 위해서 필요 시 약사에게 문의하거나 약물 성분을 자세히 참조하여야 한다.
3) 관통성 안구 상해가 있는 환자에게 석시닐콜린이 안압을 상승시킬 수 있으므로 석시닐콜린 대신 길항적-비탈분극 신경근차단제를 사용하여 안전하고 빠른 연속 기관삽관을 할 수 있다.
4) 신속한 연속 삽관술에서는 약물들의 신속한 투약이 필요하다. 빠른 투약을 위해 약물, 바늘, 주사기는 키트 내에 함께 보관되어야 한다(▶박스 9-1).

박스 9.1
신속삽관술 준비물품 BOX

약물	주사기/바늘
• 아트로핀 1mg 주사기	• 바늘이 달린 5mL 주사기
• 리도케인 100mg 주사기	• 10mL 주사기
• 석시니콜린 200mg 바이알	• 18G 주사바늘
• 베쿠로니움 10mg 바이알	• 주사기 캡
• 멸균증류수 10mL 바이알	기타
• 로쿠로니움 50mg 바이알	• 알코올솜
• 에토미데이트 40mg 바이알	• 약물 라벨 스티커
• 주사용 식염수 10mL 바이알	• 신속삽관술 작업계획표

준비물

☑ 기관내삽관술 참조(제8장)

☑ 윤상갑상막절개술 참조(제11장)

☑ 주사기와 바늘

☑ 사전투약 제제

- 기도질환이나 두개내압 상승 환자: 삽관술 3분 전에 리도카인(1.5mg/kg) 투약
- 두개내압 상승 환자나 심혈관계 질환자: 혈압상승 위험이 있으므로 삽관술 3분 전에 펜타닐(3mcg/kg) 투약
- 1세 이상의 소아: 아트로핀(0.02mg/kg)을 삽관술 3분 전에 투약

☑ 적용 가능한 제제(Caro & Tyler, 2008):

- 치오펜탈(3mg/kg)
- 미다졸람(0.2~0.3mg/kg)
- 에토미데이트(0.3mg/kg)
- 메토헥시탈(1.5mg/kg)
- 케타민(1.5mg/kg)
- 프로포폴(1.5mg/kg)

☑ 신경근차단제(Caro & Laurin, 2008):

- 석시닐콜린(1.5mg/kg)
- 베큐로니움(0.15mg/kg)
- 로큐로니움(1mg/kg)

대상자 준비

1) 간단한 신경계 사정을 한다.
2) 앙와위를 유지하고 필요 시 척추를 고정시킨다.
3) 3분 동안 100% 산소를 대상자에게 미리 공급하거나 8회 최대 환기를 한다. 백 밸브 환기는 구토나 흡인의 위험성을 증가시키는 복부팽만을 초래하므로 가능한 피한다.
4) 정맥주사를 시작한다.
5) 산소포화도 측정기와 심전도 모니터를 부착한다.

> ❂ 모든 약물제제는 개별 주사기에 담고 라벨을 붙인다. 작업계획표(worksheet)를 이용하여 약의 용량과 투약순서를 참고한다(▶그림 9-1).

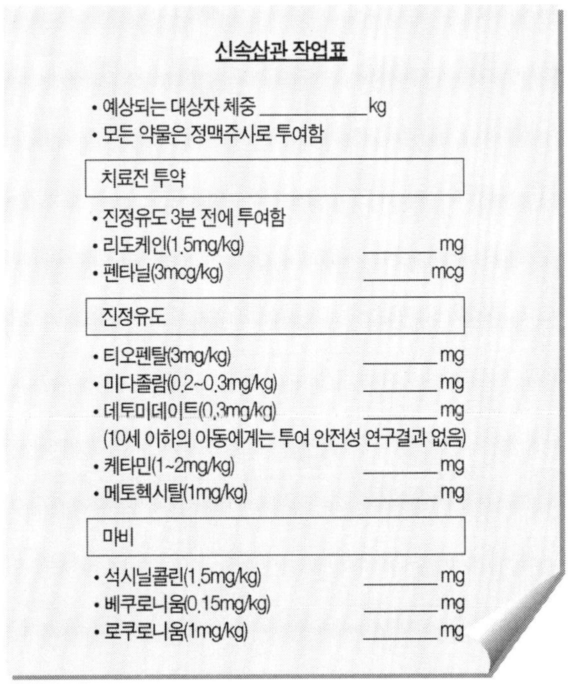

신속삽관 작업표

- 예상되는 대상자 체중 ________kg
- 모든 약물은 정맥주사로 투여함

치료전 투약

- 진정유도 3분 전에 투여함
- 리도케인(1.5mg/kg) ________mg
- 펜타닐(3mcg/kg) ________mcg

진정유도

- 티오펜탈(3mg/kg) ________mg
- 미다졸람(0.2~0.3mg/kg) ________mg
- 데투미데이트(0.3mg/kg) ________mg
  (10세 이하의 아동에게는 투여 안전성 연구결과 없음)
- 케타민(1~2mg/kg) ________mg
- 메토헥시탈(1mg/kg) ________mg

마비

- 석시닐콜린(1.5mg/kg) ________mg
- 베쿠로니움(0.15mg/kg) ________mg
- 로쿠로니움(1mg/kg) ________mg

▶ 그림 9-1 신속삽관술 작업계획표

절차

1) 처방 약물 투여
   (1) 기관내 삽관과 관련된 두개뇌압 상승을 감소시키기 위해 희석한 리도카인을 투약한다. 리도카인은 대부분 머리외상이나 반응적 기도질환(reactive airway disease)에 사용된다(Walls, 2008). 일반적으로 석시닐콜린을 투약 3분 전에 투약한다.
   (2) 두개내압 상승 환자나 심혈관계질환 환자에게는 부정적 영향을 피하기 위해서 펜타닐을 투약한다.

2) 마취유도제 투약
3) 신경근차단제 투약
4) 필요 시 환자가 의식을 잃는 순간 윤상연골 누르기(Sellick 수기법)를 적용한다. 윤상연골 누르기는 후두경 시야를 악화시키거나 기관을 손상시킬 수 있으므로 선택적으로 고려한다.
   (1) 윤상연골 누르기는 엄지와 검지를 윤상연골에 위치시켜 적용한다.
   (2) 윤상연골을 단단히 누르고 뒤에 위치한 식도를 폐쇄한다. 이것은 역류를 방지하고 성대를 잘 보이게 한다.
   (3) 기관내 관의 위치가 명확히 되고 커프가 부풀어질 때까지 윤상연골 누르기의 압력을 유지한다.

5) 후두경을 이용하여 기관으로 관을 삽입한다.
6) 관의 위치를 명확히 하고 커프를 부풀린다. 관의 위치를 수기적으로 유지하는 동안 환자에게 100% 산소로 환기한다.
7) 윤상연골 누르기 압력을 줄인다. 만약 윤상연골 누르기를 멈추고 나서 역류의 가능성이 있으면 즉시 석션을 한다.
8) 기관내 관을 안전하게 고정한다.
9) 충분한 진정/마취제제가 NMBs와 함께 사용되었는지 확인한다.
10) 위장내 삽관으로 복부를 감압시킨다.
11) 신속 삽관술이 성공적이지 못할 경우를 대비하여 대체할 수 있는 기도유지법이 요구된다. 부가적 삽관술(비디오 후두경검사 등)이나 후두마스크 기도기(laryngeal mask airway), 바늘 윤상갑상막 절개 또는 수술적 윤상갑상막 절개 등을 고려할 수 있다.

연령에 따른 고려사항

1) 삽관술 전 미리 아트로핀을 투약하여 서맥을 예방한다.
2) 과거에는 8세 이하의 소아에게 커프가 없는 관의 사용이 다양한 문헌에서 추천되었다. 소아를 위한 2005 AHA/AAP 가이드라인에 의하면, 병원에서 1살 이상의 소아에게 커프가 있는 관의 사용을 권장하고, 커프에 주는 압력은 20cmH_2O 이하를 유지하도록 권장하고 있다.
3) 윤상연골막의 사이즈가 작기 때문에 수술을 통한 윤상갑상막 절개는 청소년 이상으로 체격이 크지 않은 한 12세 이하의 소아에게는 추천되지 않는다. 바늘 윤상갑상막 절개가 선택가능하다.

합병증

합병증은 약물투약이나 삽관방법과 관련되어 있다(8장 참조). 약물에 의한 혈관확장으로 혈역학적으로 불안정한 환자에게 중증의 저혈압이 나타날 수 있다.

대상자 교육

1) 근육이완제를 투여하면 일시적으로 기계를 통해 호흡을 하게 되며, 간호사들이 안전하게 옆에서 모니터할 것임
2) 대상자의 의식이 감소되고 마비상태인 것이 약물로 인한 효과임을 가족에게 설명하고 지지할 것

제10장 경구 기관삽관술

정의

경구 기관삽관술은 마취, 기도유지, 분비물 흡인, 폐환기 등의 목적으로 입을 통해 기관으로 튜브를 삽입하는 것이다.

적응증

경구 기관삽관은 보통 혼수상태이거나 무호흡, 진정된 상태 혹은 약물로 마비된 환자에게 사용함

1) 기도의 개방성 유지
2) 기계적 환기
3) 폐 분비물을 배출시키기 위한 경로 제공
4) 심정지 시 투약경로의 제공

금기증 및 주의사항

구강삽관에 절대적인 금기사항은 없다. 그러나 다음과 같은 상황에서는 주의해야 한다.

1) 구역반사가 있는 경우
2) 경추손상 가능성

후두경은 경추를 움직이게 하는 것으로 알려져 있다. 많은 연구에서 경구 기관삽관술이 경추의 움직임과 신경학적인 후유증에 미치는 영향을 보고하였다. 경추손상이 있는 환자에게 기관내 삽관의 안정성에 대해 명확하게 밝힌 자료는 없지만, 경구 기관삽관술의 안정성을 지지하는 보고는 있다.

준비물

☑ 기관내 삽관 튜브(커브가 없는 2.5~5mm: 커브가 있는 4.5~9mm)

- ☑ 후두경 핸들
- ☑ 후두경 블레이드(커브형: 2~4사이즈, 직선형: 1~4사이즈)
- ☑ 각 사이즈별 기관내 튜브에 맞는 스타일렛
- ☑ 커프가 있는 튜브에 공기주입을 위한 10mL 주사기
- ☑ 삽관을 위한 윤활제 또는 리도카인 젤리
- ☑ 진정작용과 호흡근 마비를 위해 처방된 약물
- ☑ 튜브 고정장치(상업적으로 제품화된 것 또는 테이프)
- ☑ 청진기
- ☑ 기관지경, 스타일렛 또는 탄력고무부지(elastic gum bougie) 등 보조용품
- ☑ 100% 산소와 연결된 저장백이 있는 마스크

다음과 같은 장치들이 추가적으로 도움이 된다.

- ☑ 흡인, tonsil과 카테터 팁
- ☑ 여분의 후두경 손잡이와 배터리
- ☑ 튜브의 위치를 확인하기 위한 호기말 이산화탄소 측정기(선택)
- ☑ 삽관술 동안 산소농도를 체크하고 튜브의 위치를 확인하는 데 도움이 되는 산소 포화도 측정기
- ☑ 사지 억제대(선택)

대상자 준비

1) 대상자가 경추손상 위험이 없다면 앙와위로 위치하게 하고 고개를 젖히고 턱을 드는 자세를 취해 준다. 만약 경추를 움직일 수 없다면 손으로 머리를 고정시킨다.
2) 무호흡이나 과소환기 대상자에게 필요하면 백-마스크를 이용하여 100% 산소를 준다.
3) 심전도와 산소 포화도를 모니터링 한다.
4) 처방된 진정제, 마비제제, 국소마취제를 투약한다.
5) 대상자가 튜브를 잡아빼지 않도록 필요 시 억제대를 대준다.

절차

1) 모든 후두경 장비들이 사용 순서대로 준비되어 있는지 확인한다. 공기가 새는지

시험하기 위해 기관내 튜브의 커프를 부풀려 보고 시험 후에 공기를 뺀다.

2) 기관내 튜브에 스타일렛을 삽입하고 쉽게 삽입하기 위해 수용성 윤활제를 튜브에 바른다. 기관내 튜브 내 스타일렛의 위치를 확인한다. 스타일렛이 튜브 끝을 지나치지 않도록 한다.

3) 흡인기를 작동시키고 대상자 머리 옆에 tonsil-tip suction을 둔다.

4) 왼손으로 후두경을 삽입한다. 환자의 혀는 왼쪽으로 밀어 놓고 후두경을 삽입한 뒤 시술자 쪽으로 들어올린다(▶그림 10-1). 환자의 치아나 잇몸을 누르면서 후두경을 움직이지 않는다. 직선으로 된 날을 사용할 때는 후두개 밑으로 후두경을 밀어넣고, 커브로 된 날을 사용할 때는 후두개 계곡 속으로 후두경을 밀어 넣는다.

5) 후두개와 성대를 보이게 한다(▶그림 10-2).

6) 만약 성대가 보이지 않는다면, 윤상연골을 아래로 눌러 성문이 보이게 한다. 만약 Sellick 수기법을 적용한다면, 튜브 위치가 확인되고 커프를 부풀릴 때까지 윤상연골을 누르고 있어야 한다.

7) 오른손으로 기관내 튜브를 삽입하여 성대를 통과시킨다. 튜브의 커프가 성대에서 1~2cm 정도 더 들어가도록 밀어넣는다.

8) 기관내 튜브가 제자리에 위치하도록 잡고 있는 동안 후두경을 제거한다.

9) 스타일렛을 제거한다.

10) 고무부지는 경구 기관삽관술의 보조장치로, 후두경을 처음에 시도하였을 때 어려운 상황에서 사용된다.

(1) 부지는 속이 비고 딱딱하다. 부분적으로 움직여서 늘릴 수 있는 스타일렛은 기관내 튜브의 삽입기 역할을 한다. 후두경으로 시야 확보가 안 될 때 부지가 기관내 튜브의 삽입을 도와준다.

(2) 기관내 튜브는 부지를 따라 기관내에 삽입된다. 부지는 기관내 튜브보다 길게 삽입되어 있어 기관에 쉽게 들어가도록 할 수 있다.

(3) 일단 부지가 성대 사이에 위치하면 기관내 튜브를 좀 더 밀어넣어 정상적으로 위치하게 된다. 일단 기관내 튜브가 위치하게 되면 부지는 제거되고 튜브가 안전한지 사정한다.

11) 기관내 튜브의 위치를 확인하고 튜브를 안전하게 고정한다.

12) 커프를 팽창시킨다. 보통 10~15mL의 공기가 필요하다. 환자에게 100% 산소로 환기시킨다.

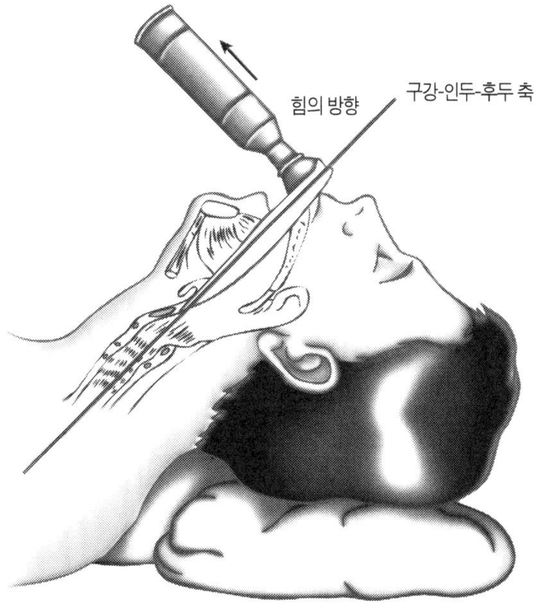

▶ 그림 10-1 후두경을 들어 기도선을 맞춤

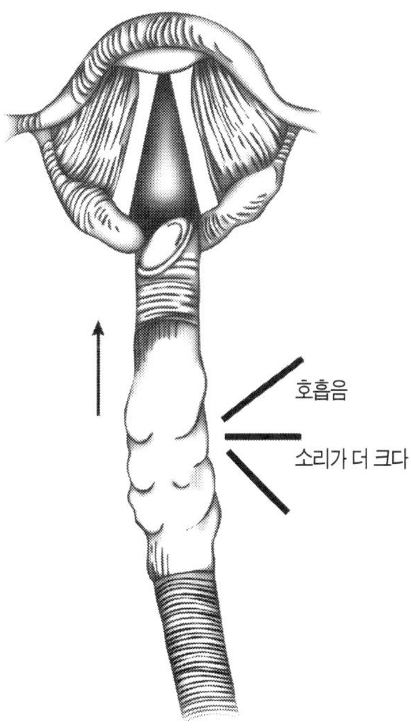

▶ 그림 10-2 성대가 보이면 커프가 통과할 때까지 관을 밀어 넣음

연령에 따른 고려사항

경구 기관삽관술은 소아에게서 더 선호되는 시술이다.

합병증

제8장 참조

대상자 교육

제8장 참조

제11장 윤상갑상막절개술

정의

윤상갑상막절개술(cricothyrotomy)은 환자의 환기를 돕기 위해 윤상갑상막을 뚫어 커프가 있는 기관내 삽관 튜브나 기관절개관 튜브 또는 특별히 제작된 튜브를 삽입함으로써 기도를 유지하는 응급시술이다.

적응증

윤상갑상막절개술은 기관내 삽관 시도가 실패하였거나 손상 또는 기왕력으로 기도내 삽관을 시도할 수 없을 경우, 그리고 상기도 폐색이 분명한 경우 기도개방을 유지하기 위해 실시함

1) 심각한 안면 중앙부 손상
2) 해부학적 기형
3) 구강 또는 성문 부위의 출혈이 심할 때
4) 상기도폐색
   (1) 감염 또는 공간점유성 병변으로 인한 구강 또는 인두부종
   (2) 아나필락틱 쇼크
   (3) 화학물질 흡입 또는 섭취로 인한 손상
   (4) 화상
   (5) 이물질

금기증 및 주의사항

1) 구강 또는 비강으로 삽관할 수 없는 상황에 사용되므로 절대적인 금기증은 없으나 시술과정과 관련된 금기증은 다음과 같다.
   (1) 둔기에 의한 골절이 의심되는 후두부 손상
   (2) 기존의 후두종양, 협착 또는 기타 질병

(3) 기관 횡절단(tracheal transection)
(4) 경부 전면의 혈종
(5) 경부 전면의 감염
(6) 응고장애

2) 외과적 윤상갑상막 절개는 다음과 같은 이유로 10세 이하의 어린이에게는 권장되지 않는다.
(1) 윤상갑상막의 불분명한 경계
(2) 윤상갑상막 공간의 크기가 작음

3) 10세 이하의 어린이에게는 바늘 윤상갑상막 절개가 권장되나 이 시술은 장시간 동안 충분한 환기를 제공할 수 없음을 숙지한다.
4) 외과적 표준 윤상갑상막 절개 방법보다 경피적 또는 Seldinger 방법의 시술시간이 더 짧은 것으로 알려져 있다.

준비물

- ☑ 멸균 장갑
- ☑ 마스크
- ☑ 멸균소독제
- ☑ 에피네프린을 포함한 국소마취제
- ☑ 국소마취제 주입용 주사기와 바늘
- ☑ 산소공급 장치가 달린 백-마스크

1) 외과적 윤상갑상막 절개

- ☑ 거즈 드레싱 및 스폰지
- ☑ 멸균 포
- ☑ 작은 칼(No.11 scalpel)
- ☑ 지혈겸자 또는 기도확장기(spreader or trousseau dilator)
- ☑ Mayo scissors
- ☑ tracheal hook
- ☑ 튜브 고정용 테이프 또는 tie
- ☑ 기관절개관 튜브(No.4 Shiley) 또는 커프가 있는 기관내 삽관 튜브(5~6mm)

2) Melker technique(Seldinger technique 또는 경피적 윤상갑상막 절개로도 알려짐)

Melker tray에 다음을 준비한다.

☑ 주사
☑ 바늘
☑ 유도선
☑ 확장기
☑ 6mm 크기의 커프가 있거나 없는 튜브

대상자 준비

1) 대상자의 목을 해부학적 자세로 유지하며 앙와위를 취한다.
2) 멸균소독제로 경부 전면을 소독한다.

절차

1) 외과적 시술

(1) 목 부위를 멸균 타올로 덮어 준다.
(2) 환자가 의식이 있을 경우, 특히 국소마취제로 마취를 실시한다.
(3) 갑상연골을 손으로 고정하고 윤상갑상막 하부를 따라 수평으로 절개한다(▶그림 11-1).
(4) 지혈겸자나 기도 확장기를 사용하여 윤상갑상막을 관통한 절개 부위를 확장한다.
(5) 커프가 있는 기관내 삽관 튜브 또는 기관절개관 튜브를 기도의 아래쪽을 향하여 윤상갑상막 절개 부위 안으로 삽입한다.
(6) 커프를 부풀리고 백-마스크 장치로 환기시킨다.
(7) 흉부가 잘 팽창되는지 살피고 환기가 적절히 이루어지는지 청진한다.
(8) 튜브를 테이프나 끈으로 고정한다. 기관내 삽관을 사용하는 경우 피부절개선에서 몇 cm 인지를 기록하도록 한다.
(9) 절개 부위에 멸균 드레싱 한다.

2) Melker 시술

Melker 응급 윤상갑상막 절개 카테터 세트는 기관내 튜브(커프 또는 커프없는)를

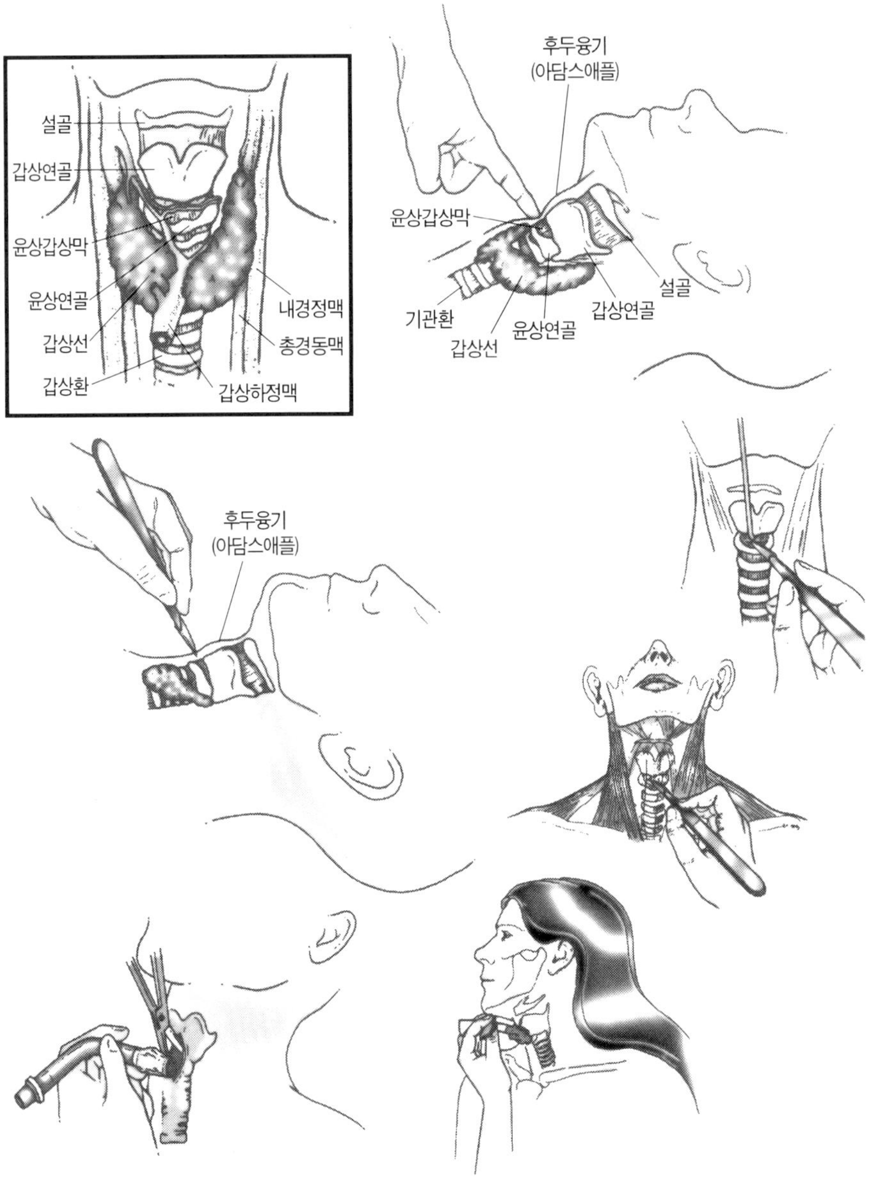

▶ 그림 11-1 외과적 윤상갑상막절개술

Seldinger 시술법을 이용하여 경피적으로 윤상갑상막을 통해 기도에 삽입한 후 기관 입구를 확장시킴으로써 응급상황에서의 기도 접근이 용이하도록 고안되었다.

(1) 목 부위를 멸균 타올로 덮어 준다.
(2) 환자가 의식이 있을 경우 국소마취제로 마취한다.
(3) 18G 카테터와 유도침(needle introducer)에 생리식염수 6mL를 채운 주사기

를 끼워 준비한다.

(4) 18G 카테터와 유도침을 절개 부위로 진입시켜 기도 아랫부분을 향하여 45° 각도로 윤상갑상막을 통과하도록 한다. 식염수를 채운 주사기에 공기방울이 흡입되는 것으로 기도 내 적절하게 위치되었는지 확인한다(▶그림 11-2).

(5) 카테터를 남긴 채 바늘과 주사기는 제거한다. 카테터를 통하여 유도선을 몇 센티미터 정도 기도 내로 진입시킨다. 이때 유도선을 놓쳐서는 안 된다(▶그림 11-3).

(6) 유도선을 남겨놓은 채 카테터를 제거한다. 유도선을 놓치지 않도록 해야 한다(▶그림 11-4).

(7) 유도선을 따라 확장기와 기도유지 카테터를 밀어 넣어 윤상갑상막을 통과시킨다(▶그림 11-5).

(8) 기도 카테터가 적절히 위치했으면, 유도선과 확장기를 함께 제거한다. 커프가 있는 Melker tray를 사용한 경우 커프를 확장시킨다(▶그림 11-6).

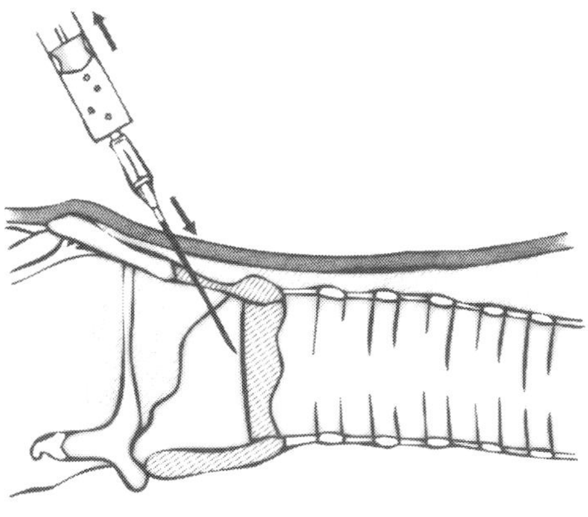

▶ 그림 11-2 18G 카테터와 유도침을 절개부위로 진입함

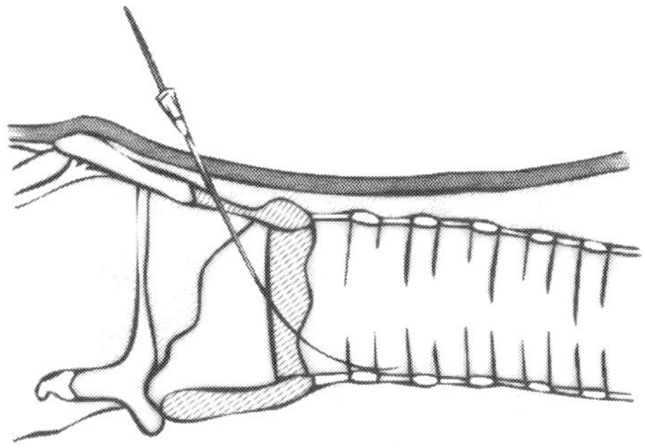

▶ 그림 11-3 카테터를 두고 바늘과 주사기를 제거함

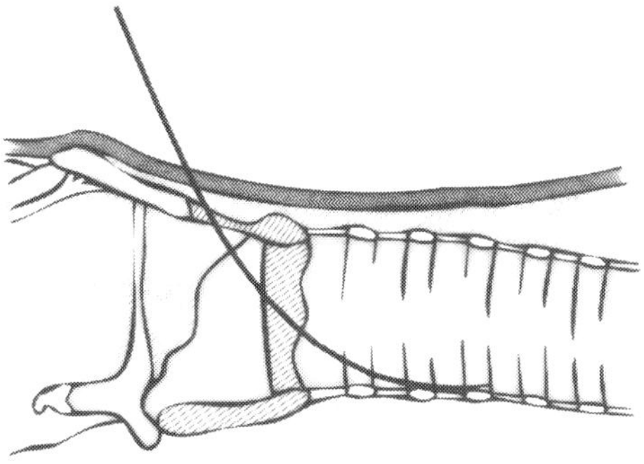

▶ 그림 11-4 유도선(guide wire)을 둔 채 카테터를 제거함

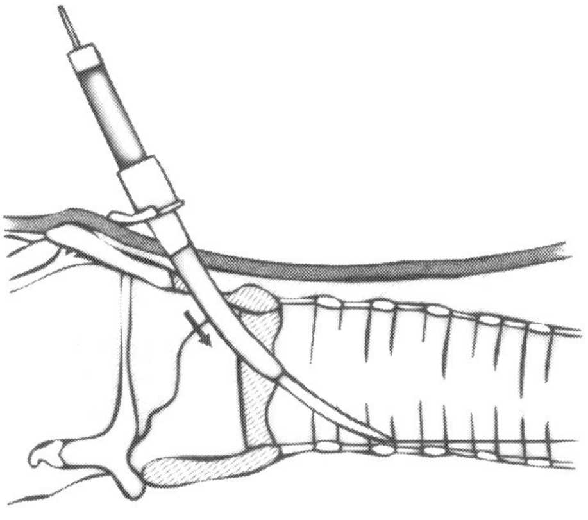

▶ 그림 11-5 유도선을 따라 확장기와 기도유지 카테터를 밀어넣음

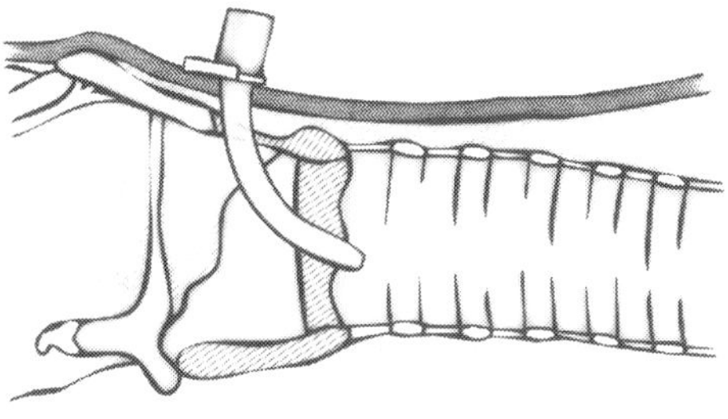

▶ 그림 11-6 기도유지 카테터가 위치한 후 유도선과 확장기를 제거함

(9) 환기를 시키고, 상기 외과적 시술법의 (6)~(8) 번째 지침에 따라 위치를 확인한다.

연령에 따른 고려사항

10세 이하의 어린이의 후두는 크기가 작고 성인($C_{5\sim6}$ level)보다 더 위쪽($C_{2\sim3}$ level)에 위치한다. 이 연령대에서는 외과적 시술법보다는 12~14G 바늘과 카테터를 사용한 윤상갑상막절개술이 더 안전하다.

합병증

1) 피하조직 쪽으로 잘못된 통로를 형성하여 튜브가 부적절하게 위치
2) 질식
3) 흡인
4) 출혈 또는 혈종형성
5) 기도나 식도의 열상 또는 손상
6) 종격동의 기종
7) 기흉 또는 혈흉
8) 성대마비, 목소리 변화, 발성장애
9) 아물지 않고 남아있는 누공
10) 성대하부 협착
11) 기도식도누공
12) 기관연골연화증

대상자 교육

1) 기관내 삽관 튜브를 착용하고 있는 동안은 말을 할 수 없음
2) 바람이 새거나 숨 쉬기 힘들다면 즉시 보고할 것
3) 기관절개관 튜브, 절개 부위, 테이프 및 끈을 만지지 않도록 함

제12장 기관절개술

정의

기관절개술(기관누공형성술)은 외과적 또는 경피적으로 기도를 형성하는 시술로 본 장에서는 외과적 기관절개술에 초점을 두어 설명한다.

적응증

다음 응급상황에서 확실한 기도개방을 확립하기 위함

1) 기관내 삽관 및 윤상갑상막절개술이 불가능할 때
2) 심각한 후두기도 손상 및 후두골절
3) 후두개염, 신생물, 농양, 인두의 이물질 등 기관내 삽관을 방해하는 상황
4) 윤상갑상막절개술 후 확실한 기도유지가 필요할 때(일반적으로 수술실에서 수행)

금기증 및 주의사항

1) 호흡곤란이 심한 환자를 다루는 응급상황에서 나타나는 합병증은 성급한 시술, 부적절한 조명, 장비 불충분 등에 기인한다.
2) 시술절차가 복잡하므로 숙련된 전문가가 수행해야 한다.
3) 경부손상이 의심되는 환자는 척추를 안정화시키도록 한다. 따라서 기관절개술을 위한 최적의 체위 확보가 불가능하게 된다.
4) 시술을 진행하는 동안 혈액 노출위험이 있으므로 예방적 조치가 요구된다.

준비물

- ☑ 멸균 장갑
- ☑ 마스크
- ☑ 보호안경

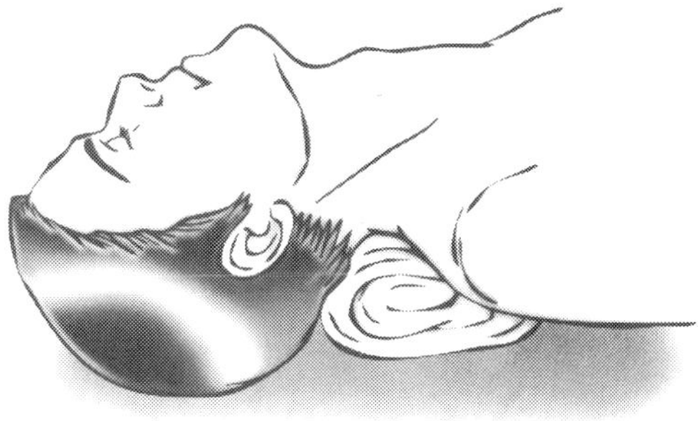

▶ 그림 12-1 기관절개술을 위한 환자 체위

- ☑ 멸균소독제
- ☑ scalpel blades, No. 15, No. 11
- ☑ 국소마취제
- ☑ 5mL 주사기와 18G 바늘, 마취를 위한 27G 바늘
- ☑ 폐쇄관(obturator)을 포함한 기관절개관(소아와 성인 크기에 적절한 것)
- ☑ Metzembaum 가위
- ☑ 가위(끝이 날카로운 것, 뭉툭한 것)
- ☑ tissue forceps(with and without teeth)
- ☑ 모스키토 겸자
- ☑ 기관확장기 및 갈고리
- ☑ 켈리 겸자
- ☑ 견인자
- ☑ 접착테이프
- ☑ 거즈 드레싱
- ☑ 인두, 후두 흡인장비
- ☑ 백-마스크
- ☑ 고용량 산소공급장치
- ☑ 3-0, 4-0 실크 봉합사

대상자 준비

1) 기관절개술을 마칠 때까지 기관내 삽관 튜브, 윤상갑상막절개술 등 기타 방법을 통해 환기를 유지시킨다.

2) 경추손상이 없으면, 환자의 목을 뒤로 젖힌 상태에서 앙와위로 눕히고, 어깨 밑에 담요나 작은 베개로 지지한다(▶그림 12-1). 경추 움직임이 금기라면 머리는 손으로 지지한다.
3) 기관절개관의 커프가 새지 않는지 확인한다.
4) 하악 부위부터 쇄골 위까지 멸균소독제를 도포한다.
5) 가슴과 목에 멸균포를 대준다.
6) 국소마취제를 피부에 주입한다(선택사항).
7) 필요 시 환자를 억제하거나 진정시킨다.
8) 시술 중 출혈이 예상되므로 기도 및 인두 흡인장치를 준비하고 즉각 사용할 수 있도록 준비한다.

절차

1) 설골하 근육(strap muscle, 띠근육)이 드러나도록 피부의 정중앙선을 따라 수직으로 절개한다(▶그림 12-2).
2) 갑상선 협부와 기관전근막이 노출되도록 설골하 근육을 측면으로 잡아당긴다(▶그림 12-3).
3) 갑상선 협부 양쪽에 겸자를 넣어 양쪽으로 분리되도록 절개하여 기관을 노출시킨다. 갑상선 협부는 가로로 봉합하여 묶는다. 출혈을 대비하여 흡인을 준비한다(▶그림 12-4).
4) 2~4번 기관환 위치에서 기관으로 진입하기 위해 절개한다(▶그림 12-5). 기관의 뒷면과 식도의 손상을 피해야 하므로 관통되지 않도록 절개의 깊이를 주의해서 조절한다.

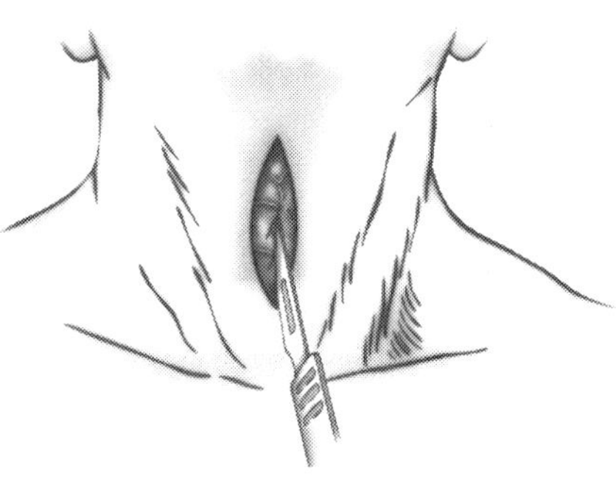

▶ 그림 12-2 중심선 절개

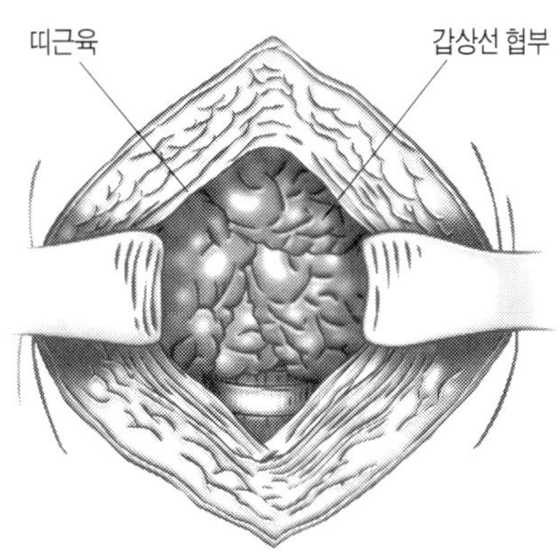

▶ 그림 12-3 갑상선 협부 노출

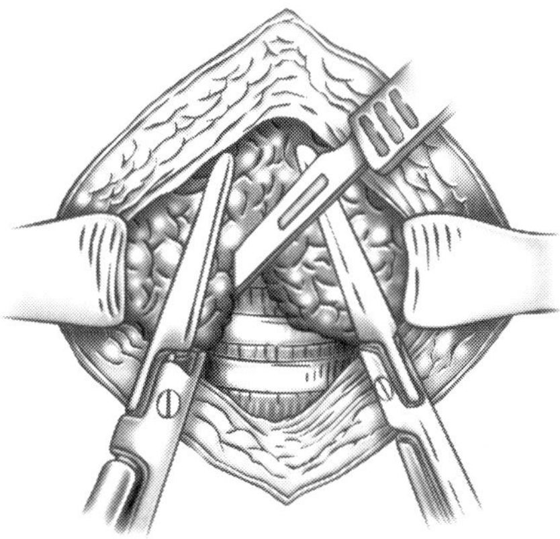

▶ 그림 12-4 기관 노출

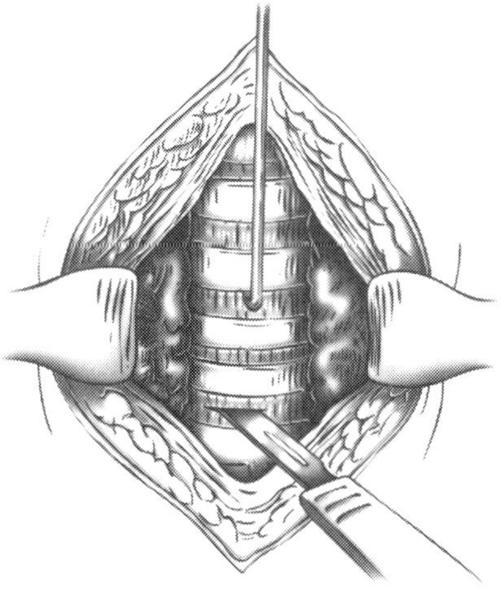

▶ 그림 12-5 기관 진입

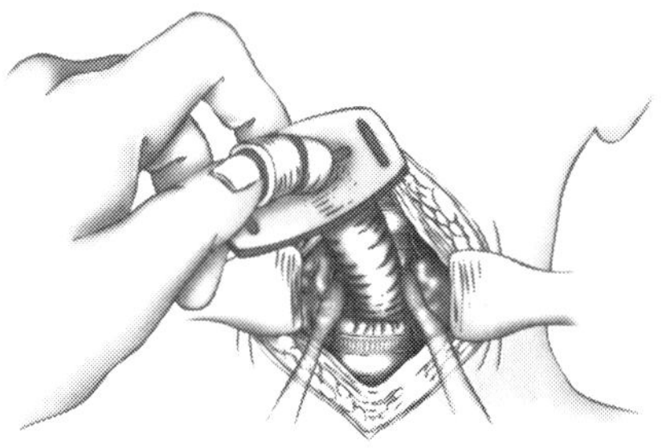

▶ 그림 12-6 기관절개관과 폐쇄관의 삽입

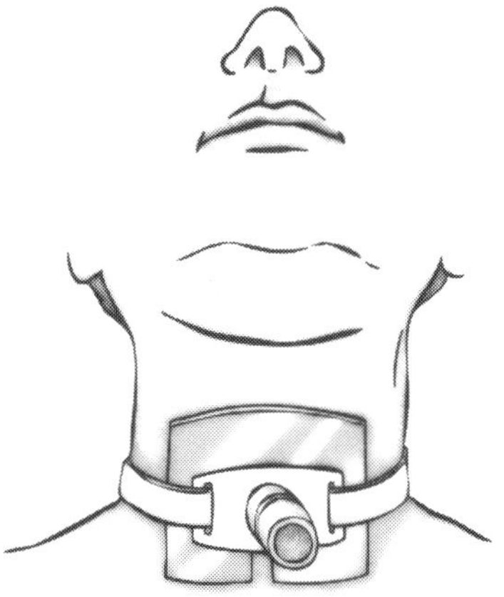

▶ 그림 12-7 기관절개관 고정

5) 기관 분비물을 흡인한다.
6) 기관절개관과 폐쇄관(obturator)을 삽입한다(▶ 그림 12-6). 폐쇄관을 제거하고 커프에 5~8mL 정도의 공기를 주입한 후 백-마스크를 이용하여 환기시킨다. 튜브의 위치를 확인하기 위하여 폐음을 청진하고, 흉부 방사선 촬영을 통하여 튜브의 위치를 확인한다.
7) 기관절개관을 테이프로 적절히 고정시킨다(▶그림 12-7).
8) 삽입 부위를 소독하고 드레싱을 한다.
9) 즉시 습화된 산소를 주입한다.

연령에 따른 고려사항

1) 소아 환자의 기관절개 시 수직 절개를 한다.
2) 유아와 소아에서는 더 작은 직경의 기관절개관이 사용되므로 점액으로 막히는 것을 예방하기 위해 가습해주고 기도를 청결하게 유지해 준다.
3) 소아에게 합병증으로 폐부종이 나타날 수 있다.

합병증

1) 저산소증에 의한 심폐정지
2) 갑상선, 식도, 후두신경, 대 혈관 또는 기관의 출혈 및 손상

3) 기흉, 종격동 기흉
4) 늑막, 식도 또는 주변 혈관으로의 튜브의 잘못된 진입
5) 저산소증에 기인한 서맥 또는 저혈압
6) 사고로 기관절개관이 빠짐
7) 후기 합병증: 성문하 협착 및 육아조직 형성, 기관협착, 기관연화증, 기관무명동맥의 미란, 식도기관누공, 폐렴, 흡인 등

대상자 교육

1) 호흡이 힘들거나 튜브가 빠지면 즉시 보고할 것
2) 튜브를 만지거나 이동시키지 않도록 함
3) 튜브를 착용하고 있는 동안에는 말을 할 수 없음

제13장 경피적 기관환기술

정의

경피적 기관환기술(percutaneous transtracheal ventilation) 또는 윤상갑상막 천자술(needle cricothyrotomy)은 더 완전한 인공기도가 삽입될 때까지 가스교환을 위해 경피적으로 기관에 임시 기도를 확보하는 응급기술이다.

적응증

1) 기관내 삽관이 불가능하거나 마스크를 통한 환기가 불충분할 때
2) 12세 미만의 소아 환자의 응급 기도확보

금기증 및 주의사항

1) 경피적 기관 환기는 완전한 기도확보술이 아니므로 흡인의 위험성이 있다.
2) 이산화탄소 축적이 우려되므로 확고한 기도가 삽입되기 전에 임시로 적용한다.
3) 카테터가 쉽게 빠지거나 구부러질 수 있으므로 지속해서 모니터한다.
4) 카테터를 통해 기관흡인을 할 수 없다.
5) 대상자가 코나 입을 통해 수동적으로 숨을 내쉴 수 있어야 한다.

준비물

- ☑ 소독액
- ☑ 14G 이상 천자용 카테터 또는 윤상갑상막 천자세트
- ☑ 3mL 주사기
- ☑ 2mL 주사용 식염수(선택적)
- ☑ 고압 산소통에 연결된 조절밸브
- ☑ 흡인기(인두용)
- ☑ 구강 또는 비강 인공기도

☑ 내경 3mm인 기관내 삽관 튜브의 어댑터(백밸브 마스크 사용 시 선택적)

대상자 준비

1) 대상자를 앙와위로 눕히고 목은 중앙에 위치하게 한다.
2) 목의 전면을 소독액으로 닦는다.
3) 흡인기를 즉시 사용할 수 있도록 준비한다.
4) 대상자를 진정시키거나 억제대를 적용하여 시술 중 카테터를 잡아 빼지 않도록 한다.
5) 가능하면 비강 또는 구강 인공기도를 삽입하여 대상자의 호기를 돕는다.
6) 가능하면 정맥 주입로를 확보하고 심전도, 산소포화도, 비 침습적 혈압기를 통해 모니터한다.

절차

1) 윤상갑상막을 확인한다(▶그림 13-1).
2) 천자용 카테터를 주사기에 부착한 채로 윤상갑상막을 통해 기관을 향해 조심스럽게 45° 각도로 진입시킨다(▶그림 13-2).
3) 카테터를 손으로 고정한 채 주사기와 바늘을 제거한다. 카테터를 조심스럽게 기관으로 진입시킨다(▶그림 13-3).
4) 공기가 빠져나오는지 보면서 기관내 위치를 확인한다.

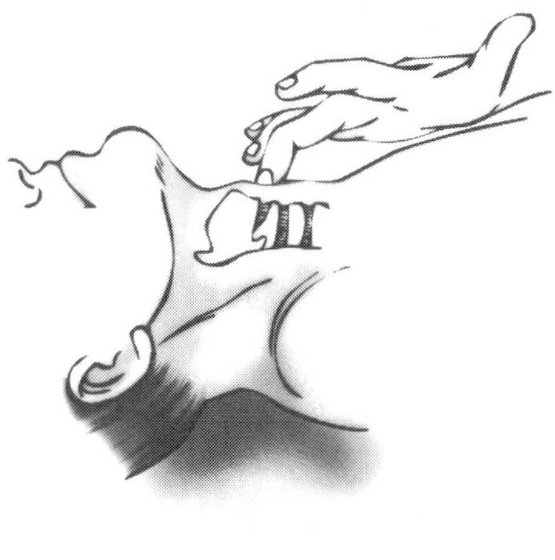

▶ 그림 13-1 윤상갑상막 촉지

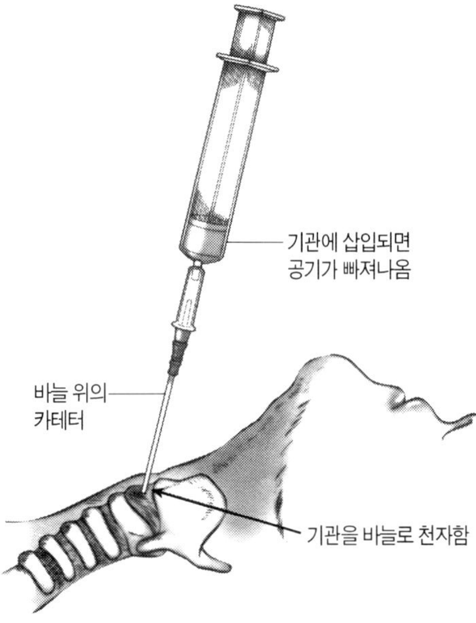

▶ 그림 13-2 기관절개관 삽입

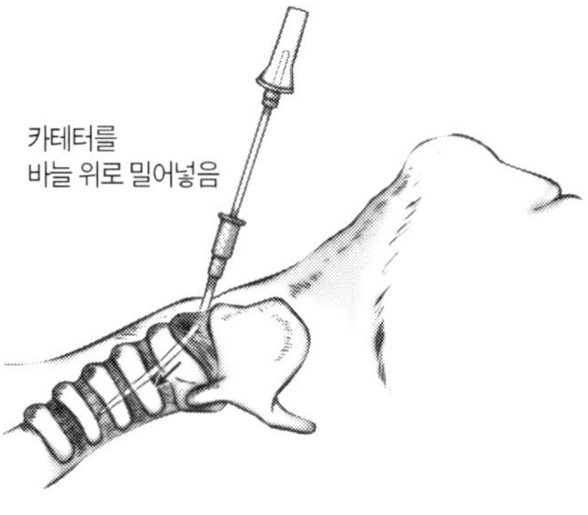

▶ 그림 13-3 기관내 카테터 위치

5) 선택적 단계(J형 철선이 들어있는 세트인 경우)

(1) J형 철선을 바늘 또는 카테터를 통해 조심스럽게 삽입한다.

(2) 유도철선(guidewire)을 고정하면서 철선 위로 바늘과 카테터를 제거한다.

(3) 유도철선을 따라 두 번째 카테터를 기도 내로 삽입하여 조심스럽게 진입시킨다.

6) 대부분 성인의 경우 카테터 축(hub)을 jet 호흡기에 부착하며, 통기압력을 40~50 pound/inch^{2}에 맞춘다.

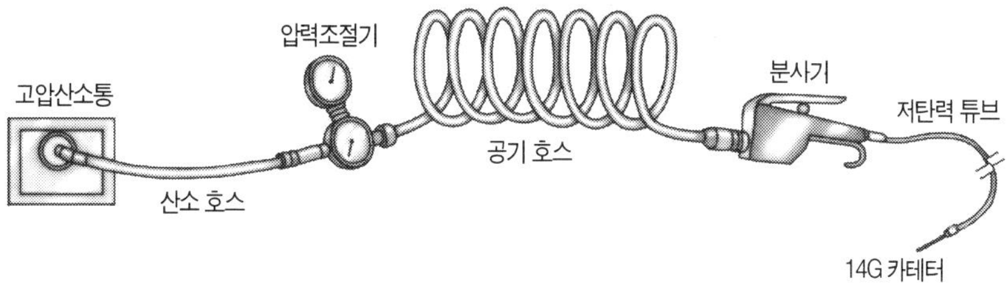

▶ **그림 13-4 Jet 분사기**

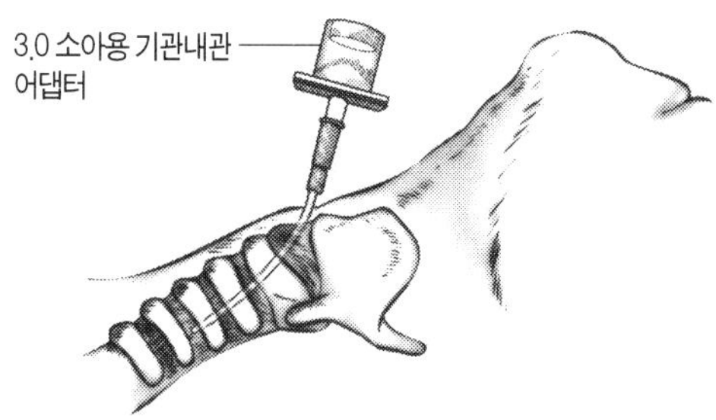

▶ **그림 13-5 기관내관 어댑터에 부착된 카테터**

7) 경피적 기관환기를 위한 표준 환기도구는 없다. 조절밸브를 고압산소통에 부착시키고 간헐적 산소공급을 제공한다(▶ 그림 13-4). 호흡횟수는 일반적으로 5초에 1회(분당 12회)로 1초간 흡기 후 호기는 4초간 허용하도록 한다.
8) 흉부가 상승되는지 보면서 호흡이 적절한지 확인한다. 고압산소통이 없으면 3.0mm 기관내 삽관튜브의 어댑터를 카테터에 연결하여 백밸브 마스크로 환기를 제공한다(▶ 그림 13-5). 이 방법은 고압산소통에 연결하는 것보다 덜 효과적이며 환기가 불충분하거나 불가능할 수 있다.
9) 카테터를 항상 손으로 고정시켜 빠지거나 접히지 않도록 한다.
10) 흉부청진을 통해 환기를 확인한다. 산소가 공급되면서 흉부의 움직임을 확인한다.
11) 윤상갑상막천자술은 10~20분 동안만 유지될 수 있으므로 기관절개술을 위해 수술실로 즉시 이동시킨다.

연령에 따른 고려사항

12세 이하의 대상자에게는 윤상갑상막천자술이 기도확보를 위한 절차로 선택된다.

합병증

- 피하 또는 종격 피하기종
- 천자 부위 출혈
- 기도후벽, 식도의 천자
- 기흉
- 불충분한 환기로 인한 저산소증, 저혈압, 심기능 저하
- 이산화탄소 축적
- 카테터의 폐쇄, 접히거나 위치 이동

제 3 부

호흡 및 환기술

제14장 동맥혈분석검사

정의

동맥에서 혈액을 채취하여 혈액가스를 분석하는 것이다.

적응증

1) 급성 환기장애를 확인하여 치료적 중재 결정
2) 산소화 또는 이산화탄소 교환 문제의 발생 여부와 중증도 기록
3) 산염기 균형 분석
4) 호흡중재의 효율성 평가

금기증 및 주의사항

1) 측부순환 혈액이 감소되었거나 없을 때(알렌검사 양성)
2) 삽입 부위의 피부 감염
3) 과거에 삽입 부위를 수술한 경우
4) 사지에 심한 손상을 입은 경우
5) 항응고제 투약 환자
6) 응고장애
7) 심한 죽상경화증
8) 혈전용해제 치료를 받고 있거나 받을 예정인 환자

준비물

☑ 소독액
☑ 멸균 장갑, 모자, 가운, 마스크, 방포
☑ 유리 혹은 실리콘 플라스틱 3mL, 5mL 주사기, 고무마개
☑ 20~25G 주사바늘(아동은 23이나 25G 나비바늘)

- ☑ 20~25G, 1.5인치 바늘이 있는 10mL 주사기, 1% 리도카인
- ☑ 손목 고정대
- ☑ 3-way 마개
- ☑ 1~2mL 헤파린 주사기: 1 : 1000㎍/mL
- ☑ 드레싱 물품(4×4인치 거즈, 반창고)

대상자 준비

1) 대상자의 임상적 상황을 고려하여 천자 부위를 선택하는데, 검체를 신속하게 채취할 수 있어야 하고 대상자의 순환상태도 고려해야 한다. 가장 많이 사용하는 혈관은 요골동맥이고, 다음으로 상완동맥을 사용하며, 대퇴동맥은 중환자나 외상환자에서 사용한다. 대퇴동맥은 지혈의 어려움 때문에 혈종, 출혈과 같은 합병증이 자주 발생하므로 다른 동맥을 사용할 수 있다면 피하는 것이 좋다.
2) 요골동맥을 선택하였다면 손의 측부순환을 확인하기 위하여 알렌검사를 시행한다(▶그림 14-1).
   (1) 대상자에게 손을 들고 주먹을 꼭 쥐게 한다. 검진자가 대상자 손목의 바로 위, 즉 전완의 내외측면을 강하게 압박하여 요골동맥과 척골동맥을 막는다.
   (2) 손이 하얗게 변하면 대상자의 팔을 내린다.
   (3) 요골동맥을 막은 채 척골동맥의 압력을 푼다.
   (4) 6초 이내에 척골 쪽 피부색이 정상으로 돌아오고 곧 손바닥 전체가 정상 색으

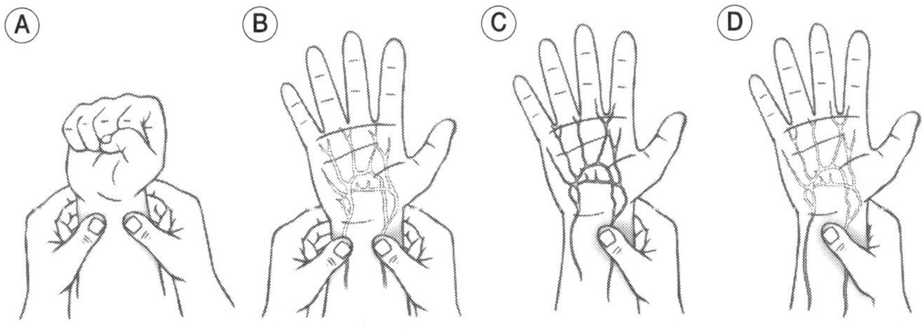

▶ **그림 14-1 알렌검사.** (A) 대상자의 손과 팔을 몇 초간 올린다. 대상자에게 주먹을 쥐게 한다. 검진자의 손가락으로 대상자의 요골동맥과 척골동맥을 동시에 압박한다. (B) 동맥을 누르고 있는 동안에 대상자는 손을 펴고, 이완한다. 손바닥이 창백한지 확인한다. (C) 요골동맥을 여전히 압박하고 있는 동안에 척골동맥에서 손을 뗀다. 대상자의 손바닥이 즉시 붉게 변하는지 관찰한다. 이는 척골동맥이 정상적으로 순환하고 있음을 의미한다. 손 전체의 색깔이 돌아오는 데는 정상적으로 5~10초 정도 소요된다. (D) 만일 10~15초 이상 창백하다면 요골동맥을 사용할 수 없다.

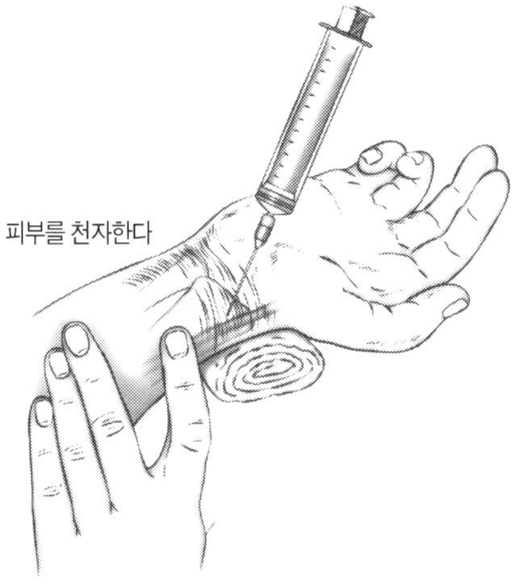

▶ **그림 14-2 요골동맥 천자.** 한 손의 검지로 가장 가까운 천자 부위 동맥의 박동을 촉지한다.

로 돌아와야 한다(▶그림 14-1). 만일 피부색이 돌아오는 데 6초 이상이 걸린다면 척골동맥의 측부순환이 부적합한 것이므로 요골동맥을 천자할 수 없다.

3) 천자 부위에 맞게 대상자의 체위를 취해준다.
   (1) 요골동맥: 전완부를 전면이 위로 향하게 하고, 손목 밑에 타올을 말아 넣어 손목이 신전되게 한다(▶그림 14-2).
   (2) 상완동맥: 대상자의 팔꿈치 밑에 타올을 말아 넣어 팔꿈치 관절을 과신전시키고, 대상자의 손목을 밖으로 회전시킨다(▶그림 14-3).
   (3) 대퇴동맥: 대퇴를 약간 외회전시킨 후 서혜인대 아래 약 2cm 서혜주름 근처에서 동맥을 확인한다.

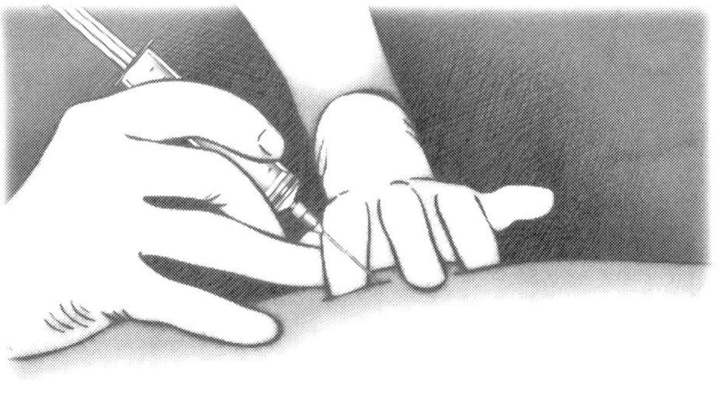

▶ **그림 14-3 상완동맥 천자.** 두 개의 손가락으로 동맥을 눌러 고정시킨다.

절차

1) 손을 씻고 개인용 보호장비를 착용한다.
2) 천자용 주사기에 헤파린 용액을 흡입한 후 주사침을 위로 향하게 하여 손잡이를 당겼다가 완전히 밀어서 주사기에 소량의 헤파린이 남아 있도록 한다.
3) 맥박을 촉진하여 최대 박동점을 확인한다.
4) 22G 주사침이 달린 10mL 주사기를 이용하여 리도카인 2.2~0.3mL로 동맥 주변의 피부와 피하조직을 국소마취한다. 정맥으로 주입되는 것을 막기 위하여 리도카인을 주입하기 전에 흡인해 본다. 효율적인 마취를 위해 3~4분 정도 기다린다.
5) 소독액으로 천자할 부위(요골동맥의 최대의 맥박지점은 손목의 가로주름 바로 위에 있다)를 소독한 후에 방포로 덮는다. 요골동맥은 전완부의 전면에서 요골의 경상돌기와 굴근수근요골건 사이로 천근막(superficial fascia) 아래로 주행한다.
6) 시술자가 오른손잡이인 경우 왼손의 인지와 중지로 요골동맥(또는 상완동맥)을 확인한 다음 오른손으로 주사바늘의 사면이 피부와 45~60° (대퇴동맥은 90°)가 된 상태에서 동맥을 천자하여 혈액이 나오는지 관찰한다. 혈액이 나오면 바늘을 그 상태에서 멈추고 혈액이 주사기로 나오도록 둔다.
7) 만일 혈액이 나오지 않으면 천천히 주사바늘을 빼면서 혈액이 나오는지를 관찰한다. 이 방법도 실패하면 주사바늘을 살짝 후퇴시켜 처음과는 다른 방향으로 밀어 넣는다.
8) 적당한 양의 검체(동맥혈 1~2mL)를 수집하였으면 피부에서 바늘을 부드럽고 빠르게 제거하고 천자 부위를 적어도 5분 이상(항응고제를 복용하고 있거나 응고장애가 있는 대상자는 더 오랫동안) 압박한다(시술자나 숙련된 보조자가 압박해야 하고, 대상자가 압박해서는 안 된다).
10) 주사침을 위로 향하게 하여 공기를 위로 모아 모두 제거하고, 주사기를 손바닥 사이에 넣고 굴려서 응고되지 않도록 혈액과 헤파린을 잘 섞는다.
11) 주사침을 고무마개로 막고, 주사기에 환자인식 표시를 한 다음 얼음 속에 넣고 즉시 검사실로 보낸다.
12) 천자 부위를 거즈로 덮고, 테이프로 단단히 붙인다. 1시간 동안 매 15분 간격으로 맥박과 순환을 확인한다.

연령에 따른 고려사항

1) 아동의 경우 흔히 요골동맥을 천자한다.

2) 상완동맥은 요골동맥보다 크기 때문에 어린 아동에게서도 쉽게 촉지된다.
3) 대퇴동맥은 합병증의 위험이 많기 때문에 마지막으로 선택한다.
4) 주사기에 23G이나 25G 나비바늘을 연결하여 사용할 경우 주사바늘과 주사기에 헤파린을 묻힌 후에 남은 것을 완전히 제거한다.
5) 동맥혈가스분석에는 0.5~1mL의 혈액이 필요하다. 만일 다른 검사가 있다면 추가로 채혈한다.

합병증

1) 천자 부위의 혈종과 그로 인한 압박 신경병증(특히 응고문제가 있는 대상자가 위험)
2) 혈전형성(동일 부위를 여러 번 천자할 경우)
3) 감염
4) 피부괴사
5) 신경손상
6) 말초순환장애
7) 헤파린과 혈액이 잘 혼합되지 않으면 검체가 응고될 수 있다.
8) 검체에서 공기방울을 제거하지 않으면 산소분압이 올라가고, 검체 주변의 온도가 높으면 이산화탄소분압이 올라가 부정확한 결과가 초래될 수 있다.

대상자 교육

1) 천자 부위를 문지르지 않는다.
2) 동맥천자 부위에 출혈이나 통증, 저린 감각이 있거나 또는 감각이 없어지면 즉시 보고한다.

제15장 맥박산소측정법

정의

맥박산소측정법(pulse oximetry)은 산화된 혈색소와 산화되지 않은 혈색소 간의 흡광도의 차이에 의한 성질을 이용하여 지속적으로 동맥혈액의 산소포화도를 측정할 수 있는 비 침습적 방법이다.

적응증

1) 저산소증의 위험이 있는 환자에게 빠르고 비 침습적으로 산소포화도를 측정하기 위함이다. 산소포화도 수치는 동맥혈 가스분석이 아니라 맥박산소측정기에 의해 측정된 동맥혈 산소포화도를 의미한다. 혈액가스와 산소측정기는 환자상태와 기계의 능력에 따라 결과의 차이가 생길 수 있다.

금기증 및 주의사항

맥박산소측정기의 절대적 금기증은 없지만 다음 몇 가지 상황에서 수치가 잘못 해석될 수 있다.

1) 환자가 움직이면 정확도가 떨어짐
2) 빈혈(측정기는 혈색소 농도 5mg/dL 이상을 필요로 한다)
3) 일산화탄소헤모글로빈(carboxyhemoglobin): 장기간 매연을 흡입하거나 애연가 또는 장기간 중환자실에 입원한 환자의 경우에는 산소포화도가 실제보다 높게 나타날 수 있음. 맥박산소측정기는 산소와 다른 물질을 구별하지 않고 헤모글로빈 분자에 결합된 비율을 측정함. 일산화탄소는 산소보다 헤모글로빈과의 결합력이 더 높기 때문에 결합 부위에서 산소와 대치됨
4) 정맥으로 염료(methylene blue, indigo, carmine)를 투여하면 산호포화도가 실제보다 낮게 나타남. 왜냐하면 이러한 염료는 헤모글로빈과 유사한 파장에서 빛을 흡수하기 때문
5) 쇼크, 심정지, 저체온증으로 인한 심한 혈관수축, 말초혈관질환 및 조직관류가 부적절한 상태에서 맥박산소측정기는 헤모글로빈 결합을 정확히 감지할 수 없음

6) 센서를 부착한 사지에 동맥을 직접적으로 압박하는 혈압계용 커프나 토니켓 같은 것이 있으면 맥박을 감지할 수 없게 됨
7) 계측기의 광 감지기(photodetector)가 외부의 밝은 빛에 노출되면 잘못된 결과를 나타낼 수 있음
8) 산소포화도는 호흡상태를 평가하기 위한 여러 가지 지표 중의 하나임. 환자의 상태를 평가하기 위해서는 CO_2와 pH 등과 같은 다른 수치들도 함께 고려해야 함

준비물

- ☑ 맥박산소측정기
- ☑ 적절한 센서(탐침)

대상자 준비

색깔이 산소계측기를 방해하기 때문에 손톱의 매니큐어는 지운다. 매니큐어가 빨리 제거되지 않아서 계측기가 산호포화도를 정확하게 감지하지 못하면, 탐침(probe)을 손가락 위에 나란히 올린다. 이 방법은 특히 손톱이 긴 대상자에게 유용하다.

절차

1) 환자의 체중과 부착 부위에 적합한 감지기를 선택한다(▶그림 15-1).
2) 감지기를 적합한 부위에 적용한다. 감지기의 적합한 위치는 정확한 판독에 영향을 미친다. 감지기는 적선(red light)과 적외선(infrared) 광원 및 광 감지기(photodetector)를 포함하고 있다. 광 감지기는 파장이 다른 적선과 적외선의 흡수비를 이용해 포화도를 결정한다. 정확한 결과를 얻기 위해서는 두 광원이 광 감지기의 정확한 반대쪽에 오도록 부착하는 것이 중요하다.
3) 결과를 읽을 수 없는 경우 다음을 사정한다.
   (1) 말초순환, 모세혈관 재충전, 색깔, 온도
   (2) 센서의 위치: 두 개의 광원이 박동 부위를 지나고, 광 감각기와 닿아 있는지 확인
   (3) 방안의 불빛(외과용 램프, 광섬유 불빛, 형광등 불빛, 적외선 열 램프, 햇빛): 광 감지기는 외부의 밝은 불빛과 센서의 광원을 구별할 수 없다.

DURASENSOR® DS-100A adult digit oxygen transducer

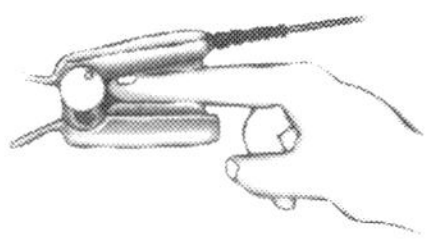

- 대상: 체중이 40kg 이상의 환자
- 단기간 모니터
- 선호 부위: 집게손가락(index finger)
- 대체 부위: 작은 손가락(엄지손가락이나 엄지발가락은 안 됨)
- 움직임이 적은 환경
- 정밀도: ±3 digits(70~100% SaO_2) ±1S.D.
- 재 사용할 수 있고 내구성이 강한 센서
- 매 4시간마다 센서 부착 부위를 바꾼다.
- 센서를 부착하기 위해 테이프를 붙여서는 안 된다.

OXISENSOR™ R-15 adult nasal oxygen transducer

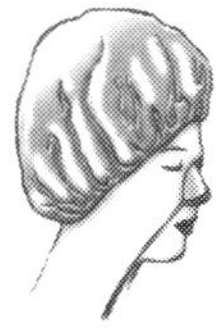

- 대상: 체중이 50kg 이상의 환자
- 유일한 부착 부위는 콧등
- 움직임이 없는 환경
- 정밀도: ±3.5 digits(80~100% SaO_2) ±1S.D.
- 한 번만 사용: 재 부착 금지
- 센서 부착 전 피부 준비가 필요함(준비된 용액을 바름)

OXISENSOR D-25 adult digit oxygen transducer

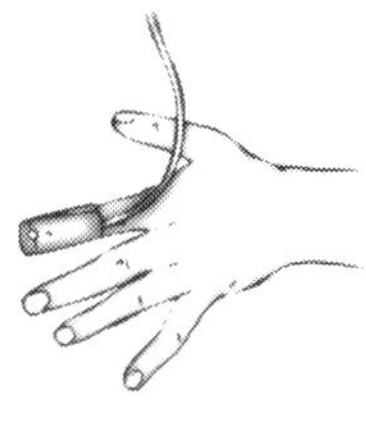

- 대상: 체중이 30kg 이상의 환자
- 선호 부위: 집게손가락(index finger)
- 대체 부위: 엄지손가락이나 엄지발가락 또는 새끼손가락
- 정밀도: ±2 digits(70~100% SaO_2) ±1S.D.;
  ±3 digits(50~69% SaO_2) ±1S.D.
- 탐침의 위치가 이탈되지 않고 잘 유지될 정도로 접착제가 적합하다면 가능한 오래 재 사용
- 매 8시간마다 센서 부착 부위 점검

OXISENSOR D-20 pediatric digit oxygen transducer

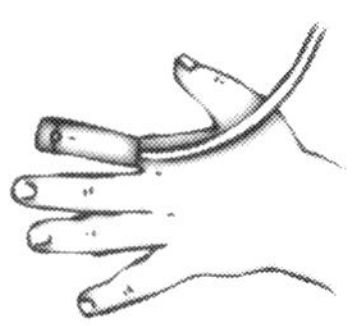

- 대상: 체중이 10~50kg의 환자
- 선호 부위: 집게손가락
- 대체 부위: 엄지손가락이나 엄지발가락 또는 작은 손가락
- 정밀도: ±2 digits(70~100% SaO_2) ±1S.D.;
  ±3 digits(50~69% SaO_2) ±1S.D.
- 탐침의 위치가 이탈되지 않고 잘 유지될 정도로 접착제가 적합하다면 가능한 오래 재 사용
- 매 8시간마다 센서 부착 부위 점검

OXISENSOR I-20 infant digit oxygen transducer

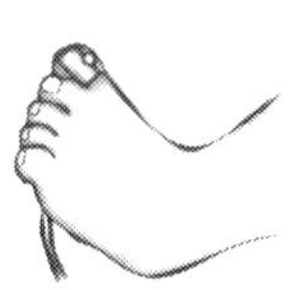

- 대상: 체중이 1~20kg 이상의 환자
- 선호 부위: 엄지발가락
- 대체 부위: 엄지손가락
- I-20을 안전하게 부착하기 위해 손이나 발에 테이프를 붙인다.
- 정밀도: ±2 digits(70~100% SaO_2) ±1S.D.(신생아);
  ±3 digits(70~95% SaO_2) ±1S.D.
- 접착 부위 재 사용 제한
- 매 8시간마다 센서 부착 부위 점검

OXISENSOR N-25 neonatal oxygen transducer

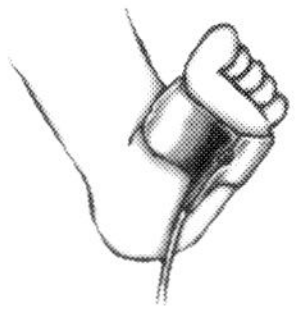

- 대상: 체중이 3kg 미만 또는 40kg 이상의 환자
- 선호 부위: 신생아의 경우는 발을 둘러 쌈
- 대체 부위: 신생아는 손바닥을 둘러 쌈
- 사양(신생아): ±3 digits(70~95% SaO_2) ±1S.D.
- 접착 부위 재사용 제한
- 매 8시간마다 센서 부착 부위 점검

* 경고: 설명서에서 제시하는 지시문, 경고, 주의 및 사양 등을 주의깊게 읽어야 한다.

▶ 그림 15-1 맥박산소측정기 탐침의 종류에 따른 부착 부위

(4) 광원이나 광 감지기 부위 센서 위의 먼지나 혈액
(5) 환자의 움직임

4) 문제해결
(1) 탐침의 위치를 바꾼다. 관류가 좋지 않을 때에는 맥박산소측정기의 탐침을 관류가 더 나은 코나 귓불에 부착한다.
(2) 광원이 광 감지기와 반대되도록 센서를 재 조정한다.
(3) 방안의 불을 끄거나, 블라인드로 가리거나, 마른 수건으로 센서를 덮어서 주위의 불빛을 감소시킨다.
(4) 탐침을 새 것으로 교체하거나(일회용인 경우), 탐침을 깨끗이 닦는다(일회용이 아닌 경우).

연령에 따른 고려사항

1) 작은 영아의 경우 맥박산소측정기의 탐침을 손이나 발 전체에 부착할 수도 있다(▶그림 15-1).
2) 맥박산소측정기는 신생아에서 정상적으로 존재하는 태아혈색소가 있을 때 정확하다.

합병증

1) 잘못된 수치
2) 일부 접착성 탐침에 포함된 라텍스에 대한 과민반응
3) 피부 손상(8시간마다 점검하고 필요하다면 부위를 바꾸어 준다)
4) 화상: 다른 회사제품의 맥박산소측정기와 감지기를 조합해서 사용하지 않는다.

제16장 백-마스크 환기

정의

백-마스크 환기는 스스로 호흡을 하지 못하거나 적당하게 호흡을 하지 못하는 환자에게 손으로 잡고 양압환기를 제공해주는 것으로 일명 백-밸브 마스크, 백-밸브장치, 앰부 백, 수동식 인공호흡기 등으로 알려져 있다.

적응증

1) 불충분한 자가호흡 환자
2) 무호흡 환자

금기증 및 주의사항

1) 과도한 기도압력 또는 일회 호흡량은 위 팽만 또는 기흉의 원인이 될 수 있다.
2) 적절한 크기의 마스크를 사용하여 제대로 입을 덮었는지 주의깊게 살펴보아야 한다. 흔히 삽관하지 않은 환자에게 적절한 환기를 제공하기 위해 두 사람이 필요하기도 하다. 한 사람은 기도를 유지시키는 자세와 마스크의 밀봉을 유지하고, 다른 한 사람은 백을 통하여 공기를 제공한다. 경우에 따라서는 구강 대 구강법이 더 효과적일 수 있다. 구조자가 경험이 많고 훈련을 받았다면 백-마스크로 적절한 환기를 시킬 수 있다.

준비물

- ☑ 구강 또는 비강 기도
- ☑ 다양한 사이즈의 마스크
- ☑ 인두흡인장비
- ☑ 산소저장백이 부착된 자가 팽창 백, 산소연결 튜브

대상자 준비

1) 안전하게 기도를 확보하고 대상자의 머리와 목의 자세를 적절하게 유지해준다. 다음 각 장의 방법들을 참고한다.
   (1) 제4장: 기도확보술
   (2) 제5장: 이물질제거법
   (3) 제8, 9, 10장: 기관삽관술
   (4) 제11장: 윤상갑상막절개술
   (5) 제12장: 기관절개술

2) 기도에 이물질이 있으면 흡인한다.

절차

1) 산소유량계를 10~15L/분으로 세팅하고 산소 튜브를 연결한다. 저장백이 달려있는 마스크-백의 사용은 산소농도를 증가시킬 수 있다. 만약 산소가 준비되지 않았다면 산소가 준비될 때까지 실내 공기를 이용할 수 있다.
2) 삽관하지 않은 환자를 위해, 마스크는 적절한 사이즈를 선택해야 하고 주머니에 잘 연결한다. 마스크는 입 주위와 코를 밀봉할 정도로 충분히 커야 하고 눈을 덮어서는 안 된다. 손으로 마스크의 산소 흐름을 점검해야 한다. 환자의 머리 뒤에 서서 코와 입 그리고 턱 끝이 덮일 수 있도록 마스크를 얼굴에 댄다. 마스크의 끝이 좁아지는 쪽이 코로 가도록 한다. 엄지손가락으로 환자의 코 위를 단단히 잡고 다른 손가락으로 하악골의 각이 있는 부위를 움켜쥔다. 두 사람인 경우 한 사람은 기도를 유지하고 마스크를 밀봉하는 동안 다른 한 사람은 백으로 산소를 공급한다(▶그림 16-1, 2).
3) 기관내 삽관된 환자를 위해, 백을 연결관에 부착하거나 기관내 튜브 연결관에 부착한다. 한 손으로 환자의 머리 자세를 유지하고 다른 한 손으로는 폐에 공기를 주입하기 위해 백을 누른다.
4) 압박하는 데 두 손을 사용할 수 없다면, 백을 시술자의 허벅지나 가슴 또는 들것에 대고 압박시켜 일회 호흡량을 제공할 수 있다.
5) 가슴이 대칭적으로 오르락내리락하는 것은 일회 호흡량, 마스크 또는 기관내 튜브의 밀봉이 적절하다는 것을 의미한다. kg당 6~7mL 또는 초당 500~600mL의 일회 호흡량이 산소를 이용한 백-마스크 환기에서 권장된다.

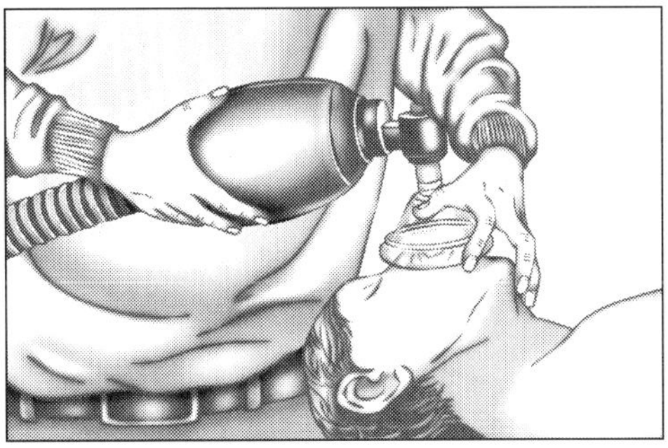

▶ **그림 16-1 1인 구조자에 의한 백-마스크 환기.** 구조자가 2명인 경우 좀 더 효과적임.

6) 다음과 같은 속도로 환기를 시킨다.
   (1) 심정지된 성인 또는 소아 환자: 분당 8~10회 호흡
   (2) 맥박이 있는 성인 환자: 분당 10~12회 호흡
   (3) 맥박이 있는 소아 환자: 분당 12~20회 호흡

연령에 따른 고려사항

1) 소아의 폐포는 더 적고 작아 탄성반동이 낮아져서 폐포가 허탈되기 쉽다. 압력 손상을 예방하기 위해 가슴이 지나치게 오르락내리락하거나 확장되는지 주의 깊게 살펴보아야 한다.
2) 백-마스크 장치는 대부분 안전밸브가 30~35cmH_2O 압력으로 세팅되어 폐의 과잉팽창을 예방한다. 흡입 시 낮은 탄성과 높은 저항감을 보이는 소아의 경우, 배기밸브를 제거해야만 가슴이 올라오는 것을 볼 수 있다.

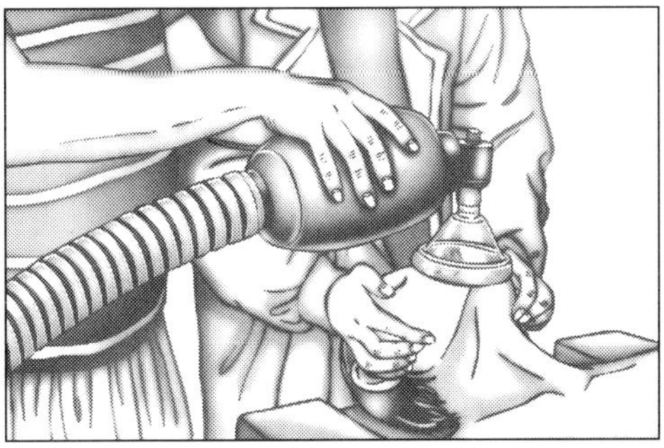

▶ **그림 16-2 2인 구조자에 의한 백-마스크 환기**

3) 소아와 성인 모두에게 6~7mL/kg의 일회 호흡량을 공급한다. 일회 호흡량의 증가는 압력손상의 위험을 증가시켜 역류를 일으키고 효율적인 환기를 방해한다. 폐의 과잉팽창, 위 팽만, 압력손상의 위험을 최소화 하기 위해 적절한 사이즈의 백을 선택해야 한다. 백의 사이즈는 영아에서 소아까지는 450~500mL, 성인에게는 1,600mL가 추천된다. 일회 호흡량이 너무 적으면 저산소증, 과잉탄산증의 원인이 된다. 산소를 보충해주면 일회 호흡량이 적은 상태에서 산소포화도를 유지시켜 줄 수 있다.
4) 소아에게 윤상연골 누르기를 할 때, 부드럽게 누르는 것만으로도 식도가 충분히 폐쇄된다. 세 손가락 정도로 누를 수 있고 영아는 손끝으로 누를 수 있다. 모든 나이의 소아에게 과도한 압력을 주는 것은 피해야 하는데, 이것은 기관에 압박을 주어 의도하지 않은 폐색을 일으킬 수 있다.
5) 위 팽만은 소아에게 백-마스크 환기를 하였을 때 흔히 일어날 수 있다. 위관 튜브를 삽입하여 합병증을 예방할 수 있다.

합병증

1) 심정지 시 분당 12회 이상의 호흡수는 과도한 흉곽내 압력을 초래할 수 있으며, 이것은 관상동맥 혈류의 속도와 생존율을 감소시킬 수 있다.
2) 과도한 일회 호흡량은 위 팽만의 원인이 될 수 있고, 구토를 일으키거나 흡인 또는 폐 충돌증후군을 일으킬 수 있다. 백-마스크 환기가 장기간 필요하다면 가능한 한 빨리 위관튜브를 삽입한다. 소아는 위 팽만을 일으키기 쉽다.
3) 과도한 기도내 압력은 기흉이나 압력손상을 일으킬 수 있다.
4) 마스크가 제대로 밀봉되지 않아 공기가 새어나오면 환기가 부족하게 된다.
5) 마스크가 너무 커서 환기동안 눈에 압력이 가해지면 눈에 손상을 일으킬 수 있다.

제17장 비 침습적 보조환기

정의

비 침습적 보조환기(noninvasive assisted ventilation) 또는 비 침습적 양압환기(noninvasive positive ventilation)는 기관내 삽관이나 기관절개관 튜브를 삽입할 수 없는 경우 대상자의 호흡보조를 위해 제공되는 대치환기법이다.

적응증

1) 빈호흡, 빈맥, 호흡곤란을 보이는 대상자에게 기관내 삽관 없이 단기간(1~4일) 기계호흡 제공. 대상자는 의식이 있고, 협조 가능한 상태로 상황에 따라 기관내 삽관으로 대치될 수 있음을 이해하여야 함
2) 흡기 보조로 호흡근의 피로 감소
3) 만성 폐쇄성 폐질환, 급성 심인성 폐부종, 급성 고탄산증 호흡부전 등으로 인한 호흡곤란, 빈호흡, 고탄산혈증 감소
4) 인공호흡기 의존성 만성 폐쇄성 폐질환자의 인공호흡기 제거 촉진
5) 수면 중 무호흡증 치료
6) 진행성 호흡근 약화를 보이는 대상자의 호흡보조

금기증 및 주의사항

1) 생명유지를 위해 즉시 기관내 삽관이 요구되는 경우
2) 불안정한 심장질환자
3) 기관내 분비물 과다로 기도개방 유지 불가능, 의식상태 변화, 기침반사 소실의 경우
4) 안면외상, 수술이나 기형으로 효율적인 마스크 밀봉이 불가능한 경우
5) 시술에 대해 협조하려 하지 않거나 협조가 불가능한 경우

대상자 준비

1) 침상머리를 30° 이상 올리고 대상자를 똑바로 앉게 한다.
2) 심장모니터와 맥박산소측정기를 부착한다.
3) 비 침습적 보조환기를 위해 비강 마스크 또는 안면 마스크를 준비한다. 마스크는 대상자의 얼굴에 잘 밀착되어야 하며, 코 주변에서 공기가 새지 않아야 한다. 비강 마스크를 적용하는 경우 반드시 입을 꼭 다물고 숨을 쉬도록 한다. 호흡 노력을 줄이기 위해 대상자에게 인공호흡에 맞추어 호흡하도록 격려한다.
4) 비 침습적 보조환기 초기에 대상자가 마스크에 적응할 때까지 손으로 마스크를 고정시킨다. 대상자의 불안을 줄이기 위해 옆에서 지지해주며 대상자가 기계환기에 적응될 때까지 세팅을 조절한다.
5) 기계환기의 압력이 20cmH_2O를 초과하면 위 팽만이 초래될 수 있으므로 위내 튜브를 삽입하기도 한다.
6) 비 침습적 보조환기는 간헐적으로 적용되며, 1~2시간마다 몇 분씩 중지한다. 중지하는 동안 비 재호흡 마스크 등 산소전달체제로 대치한다. 기계환기 적용기간은 첫날 집중적으로 제공하고, 대상자의 상태에 따라 이후부터 점차 줄인다.
7) 비 침습적 보조환기를 적용한 1~2시간 후 가스교환 호전, 동맥산소분압 호전, 호흡노력 감소 등의 효과가 나타나며, 긍정적 효과가 나타나지 않으면 기관내 삽관을 고려한다.

지속적 양압호흡 (Continuous positive airway pressure; CPAP)

1) 준비물(▶그림 17-1)

- ☑ 가습기
- ☑ 산소 혼합기, 유량계, 고속 유량계
- ☑ 기계환기연결용 대형 튜브
- ☑ 300mL~3L 간헐적 기계환기 백
- ☑ CPAP 밸브
- ☑ 낮은 압력 감지용 알람-튜브 부착용
- ☑ 재호흡 방지용 일 방향 밸브
- ☑ 기계환기세트 연결 어댑터
- ☑ 얼굴에 잘 맞는 CPAP 마스크와 고정용 끈

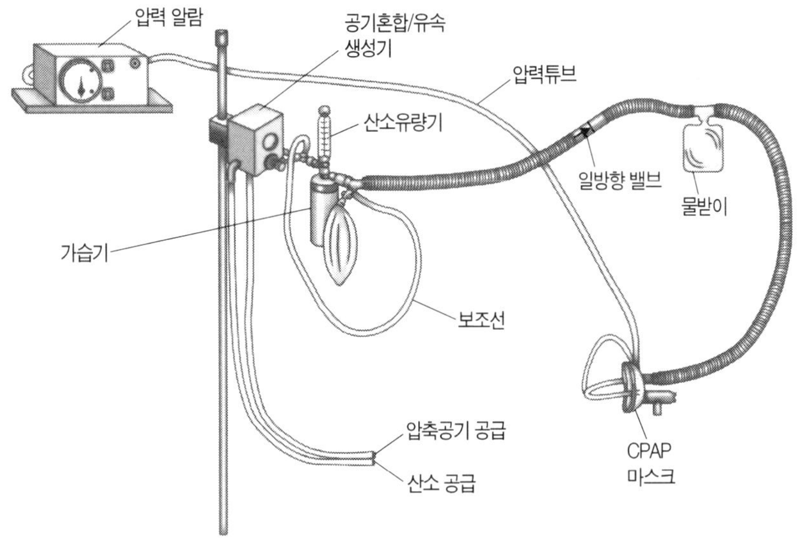

▶ 그림 17-1 CPAP 마스크 세팅

☑ 상품화된 CPAP 세트가 있으면 사용 가능

2) 절차

(1) CPAP 마스크의 호기용 튜브에 밸브를 부착한다. 초기 압력은 5cmH_2O로 시작한다.

(2) CPAP 유량을 조절하여 호흡주기 동안 호흡주머니가 부풀은 상태를 유지하도록 한다.

(3) CPAP 수준보다 2~3cmH_2O 아래로 저압력 알람을 설정하고 테스트한다.

(4) 압력계를 통해 제공되는 압력수준을 모니터하고, 산소분석기를 통해 제공되는 산소분압을 확인한다.

(5) CPAP에 대한 대상자의 반응을 사정하고 기록한다. 활력징후, 호흡노력, 산소포화도를 모니터한다. 환자의 상태에 따라 CPAP의 압력을 높일 수 있다.

호기흡기용 양압호흡(Bilevel positive airway pressure; BiPAP) 도구

BiPAP은 시간-조절형 압력제한 환기이다. 흡기와 호기에 서로 다른 압력을 제공하는 것이 가능하다. 필요한 도구는 다음과 같다(▶그림 17-2).

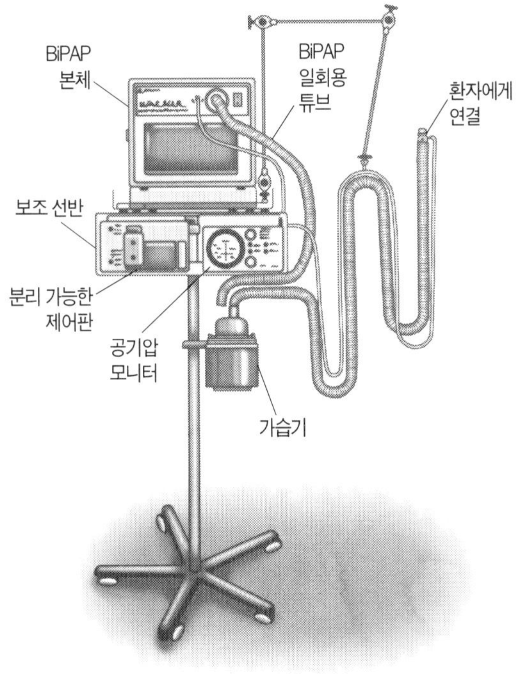

▶ 그림 17-2 BiPAP 호흡기 회로

1) 준비물

- ☑ BiPAP 호흡기 회로
- ☑ 가습기
- ☑ 비강 마스크와 조정 가능한 비강 마스크 고정끈
- ☑ 산소유량을 위한 T-device
- ☑ 산소 튜브

2) 절차

(1) 요구되는 산소흡인농도에 맞도록 산소유량을 세팅하고 산소분석기로 농도를 확인한다.

(2) 초기 BiPAP는 5cmH$_2$O이며 호기말 압력보다 5cmH$_2$O 높인다. 마스크가 얼굴에 잘 밀착되었는지 확인한다(▶그림 17-3).

(3) 환자의 호흡과 기계의 호흡이 동시에 이루어지는지 모니터한다. 매번 자발적 흡기마다 압력보조를 받는지 확인한다. 비강 마스크를 통해 동시성이 이루어지지 않으면 전체 안면 마스크로 대치한다. 원하는 호흡보조가 이루어지지 않을 경우 압력보조기능을 갖춘 비 침습적 기계환기로 변경한다.

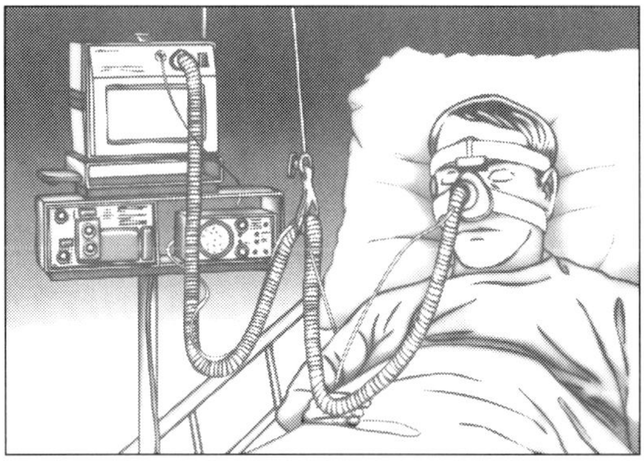

▶ 그림 17-3 잘 부착된 비강 마스크

비 침습적 기계호흡(Noninvasive ventilation with mechanical ventilator; NIMV)

1) 준비물

- ☑ 압력보조가 가능한 인공호흡기
- ☑ 안면 밀착용 마스크
- ☑ 조절 가능한 마스크 고정끈

2) 절차

(1) 압력보조환기형(pressure support ventilation; PSV) 또는 압력조절환기형(pressure controlled ventilation; PCV)이 가장 흔히 사용된다. 압력보조환기형 수준을 5cmH_2O 정도로 낮게 세팅하여 대상자가 적응할 수 있도록 한다. 점차 일회 호흡량이 충분할 때까지 증가시킬 수 있다.

(2) 공기가 과도하게 새는 경우 압력조절환기형으로 변경할 수 있다. 흡기시간을 조정하여 대상자가 적응하도록 한다.

(3) 압력 알람, 일분당 호흡용량 알람, 호흡횟수 알람 등을 세팅한다.

연령에 따른 고려사항

1) 천식, 다양한 신경근육질환을 가진 대상자를 포함하여 4세 이상에서 사용할 수 있다.

2) 소아에게는 성인에 비해 낮은 압력을 적용한다.

3) 비강형 CPAP은 신생아 중환자실에서 영아에게 적용될 수 있다. 조산아, 미성숙 폐, 무기폐, 서맥 등에 적용된다. 영아에게 적용 시 좌위가 아니라 앙와위를 취해준다.

합병증

1) 흉곽내압 증가에 따른 심박출량 감소
2) 기흉
3) 위 팽만(특히 흡기압력 20cmH_2O에서 발생 위험)
4) 마스크에 의한 흡인 위험
5) 공기가 새는 경우 자극에 의한 결막염 위험
6) 비 효율적 적응에 의한 호흡부전

대상자 교육

1) 공기가 새지 않도록 똑바로 앉은 자세를 유지함
2) 구토 시 마스크를 신속히 제거하는 방법을 교육할 것
3) 다음 상황에서 즉각 보고할 것
   (1) 급작스럽게 경험하는 호흡곤란
   (2) 구토 또는 오심

4) 구강 간호와 가습, 수분섭취의 중요성 강조

제18장 기계호흡

정의

기계호흡은 자발적 호흡이 불충분한 환자에게 인공호흡기를 통해 환기를 제공하는 것이다.

적응증

1) 질병 또는 손상으로 저산소증에 빠져 있거나 저산소증의 위험성이 있는 환자. 동맥혈의 산소분압이 50mmHg 이하인 경우
2) 호흡부전 또는 호흡정지가 임박한 환자
3) 질병이나 외상으로 호흡근육의 피로가 있는 경우. 호흡근의 피로는 환기를 위한 작업부하를 증가시킴으로써 저장된 에너지를 소모하여 초래되며, 허약, 만성 폐쇄성 폐질환, 쇼크와 같은 질병상태에서 호흡근육의 피로가 유발됨
4) 환기지지를 위해 백-마스크를 장시간 사용하여 저탄산증 또는 과탄산증이 나타난 경우

금기증 및 주의사항

1) 인공호흡기는 기계적 환기의 생리적 기전과 환자의 환기체계 점검법을 이해하는 숙련된 의료인에 의해 적용되고 모니터되어야 한다. 기계적 환기는 환자를 호흡기 감염과 패혈증으로 진행시킬 수 있는 위험에 노출시킬 뿐 아니라 폐조직 손상을 야기할 수도 있다.
2) 안전하고 효율적인 기계적 양압환기는 기관내 삽관, 기관절개관, 윤상갑상막절개관의 위치가 적절할 때 가능하다. 환자와 인공호흡기를 연결하기 전에 튜브의 위치가 적절한지 사정하고, 환자가 인공호흡기와 잘 연결되어 있는지 주기적으로 사정한다. 환자의 상태가 변했을 때, 가장 먼저 튜브가 적절한 위치에 있는가를 확인해야 한다. 문제의 원인을 밝혀낼 수 없다면 환자와 인공호흡기를 분리시키고 알람의 원인을 알아낼 때까지 백-마스크를 이용한 수동환기를 제공한다.
3) 기계적 양압환기를 실시할 때, 성인 환자의 일회 호흡량은 환자의 체중을 고려하

여 결정하여야 한다. 이상체중(ideal body weight)을 기준으로 하여 6~8mL/kg를 표준으로 본다.

4) 기계적 환기는 건강한 폐조직에 손상을 줄 수 있을 뿐 아니라, 손상이 있는 폐에는 더 큰 손상을 줄 수 있다. 흉부 손상이나 천식, 폐기종과 같은 폐질환이 있는 환자는 기계적 환기 적용 시 더 주의해서 모니터하여야 한다. 기도내압의 증가는 기흉 또는 긴장성 기흉을 유발할 수 있다. 때로 긴장성 기흉으로 진행되는 것을 막기 위해 예방적으로 흉관을 삽입한다.

5) 환자의 불안이 기계적 환기를 방해할 수 있다. 불안을 감소시킴으로써 호흡 부담을 낮추어 산소 소모를 줄이고, 환자가 인공호흡기와 함께 호흡할 수 있도록 진정작용이 필요하다. 마취제는 자가호흡을 억제하므로 통제되지 않는 빈호흡을 보이거나, 인공호흡기에 저항하여 충돌하는 환자에게 특히 효과적이다. 때로 기계 환기를 용이하게 하기 위해 신경근육차단제가 요구된다. 환자에게 신경근육차단제를 사용할 때 적절한 진정 및 마취상태가 되도록 확인하는 것이 중요하다. 신경근육차단 상태이거나 깊은 진정상태의 환자가 사고로 인공호흡기와 분리가 되는 경우 치명적인 상황이 초래될 수 있으므로 안전장치, 알람 및 모니터가 적절히 기능하도록 해야 한다.

6) 매 시간 환자와 인공호흡기 상태를 사정한다. 최대 흡기압, 최대 호기말 압력과 산소흡입농도, 일회 호흡량, 알람 설정이 제대로 되어 있는지 점검한다.

준비물

- ☑ 삽관 장비
- ☑ 산소탱크 및 산소공급 장치와 연결된 백-마스크, 삽관의 실패에 대비한 fitting mask
- ☑ 흡인 도구
- ☑ 인공호흡기
- ☑ 인공호흡기용 산소공급원
- ☑ 압축공기 공급원
- ☑ 가습기
- ☑ 호흡기 튜브
- ☑ 심장 모니터
- ☑ 맥박산소측정기
- ☑ 호기말 이산화탄소 모니터

1) 인공호흡기

인공호흡기는 일반적으로 음압 또는 양압 인공호흡기로 분류된다.

(1) **음압 인공호흡기(negative-pressure ventilators)**: 밀폐된 환자의 흉강에 감압된 압력을 적용하여 분당 처방된 횟수의 호흡을 제공한다. 호흡기는 압력경사를 만들어내어 공기가 수동적으로 폐로 이동하도록 한다. 전형적인 음압 인공호흡기의 예로 '철폐(iron lung)'가 있다. 음압 인공호흡기는 인공기도를 삽입하지 않아도 되므로 환자가 정상적으로 의사소통 할 수 있고, 음식섭취도 허용된다. 현재 적용되는 음압 인공호흡기는 폐기능이 정상이면서 신경근육질환을 가지고 있거나, 수면 중 인공호흡기의 보조가 필요한 경우 가정에서 사용된다. 급성기 환자에게는 사용되지 않는다.

(2) **양압 인공호흡기(positive-pressure ventilators)**: 인공기도를 사용하여 폐로 공기를 들어가게 한다. 양압 환기 동안 호기는 폐와 가슴의 탄력적인 반동에 의해 수동적으로 일어난다. 양압 인공호흡기는 흡기의 종결과 호기의 시작 시점에 기초한 순환주기에 따라 분류된다.

a. **용적조절 인공호흡기**(volume-cycled ventilators): 가장 흔히 사용한다. 미리 설정된 공기용적에 도달하면 흡기가 종료된다. 용적형 인공호흡기는 폐 순응도와 기도저항의 변화에 상관없이 일회 호흡량을 제공할 수 있다.

b. **압력조절 인공호흡기**(pressure-cycled ventilators): 미리 설정된 흡기 압에 도달하면 흡기가 종료된다. 압력이 일정하므로 폐 순응도와 기도저항에 따라 일회 호흡량이 달라진다. 수술 후 상대적으로 짧은 기간 동안 인공호흡기가 적용되는 환자들에게 적합하다.

c. **유속조절 인공호흡기**(flow-cycled ventilators): 전달되는 공기의 유속이 미리 설정된 수준 이하로 떨어지면 흡기가 종료된다. 폐 용적이 증가하고 폐 순응도가 감소함에 따라 유속이 점차 떨어지면 이것을 인공호흡기가 감지하여 흡기가 종료되고 호기가 시작된다.

d. **시간조절 인공호흡기**(time-cycled ventilators): 신생아에게 주로 사용되며 흡입시간을 통제하는 시간조절 기전이 포함된다. 호흡기는 정해진 유속으로 정해진 시간동안 공기를 주입함으로써 일회 호흡량이 결정된다.

2) 인공호흡기 설정(▶그림 18-1)

(1) **일회 호흡량**: 1회 호흡 시 폐에 들어가고 나가는 공기의 양. 보통 6~8mL/kg로 계산한다.

(2) **호흡수**: 분당 전달되는 호흡의 횟수

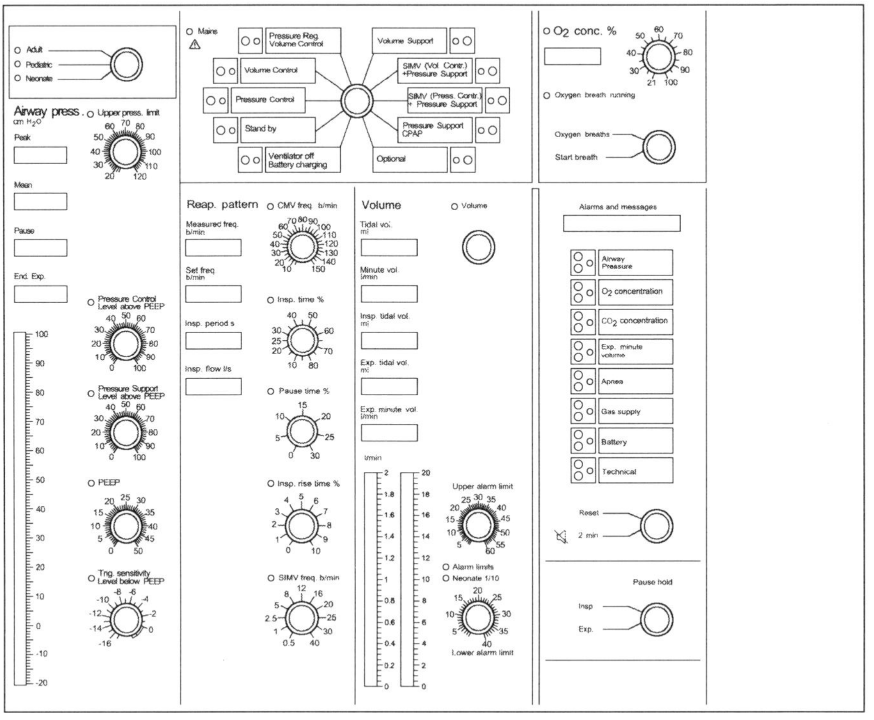

▶ 그림 18-1 인공호흡기의 제어판(Servo Ventilator 300)

(3) **산소흡입 농도**: 흡입되는 산소농도로 백분율 또는 소수로 기술한다. 실내공기는 21%(0.21)이며, 응급상황에서 사용되는 최고 산소흡입 농도는 100%(1.0)이다.

(4) **최대 흡기압**(peak inspiratory pressure; PIP): 인공호흡기가 정해진 일회 호흡량을 밀어 넣으면서 발생되는 최대 압력으로 기도저항 및 폐 순응도에 따라 달라진다. 성인의 경우 최대 흡기압은 30cmH_2O 미만으로 유지되도록 한다. 압력알람은 최대 흡기압이 기준치보다 5~10cmH_2O 이상 올라가면 울리도록 설정한다. 최대 흡기압 상승 시 알람은 인공호흡기 튜브의 꼬임, 환자가 튜브를 물거나 기침하는 경우, 회로에 물이 고인 경우에 울린다. 최대 흡기압 하강 시 울리는 알람은 일반적으로 환자가 인공호흡기와 분리되어 있음을 나타낸다.

(5) **호기말 양압**(positive end-expiratory pressure; PEEP): 호기 시에 저항을 주어 호기 동안 기도의 양압을 유지하기 위함이다.

a. 호기말 양압의 중요한 목적은 산소흡입 농도를 증가시켜도 반응하지 않는 환자의 산소화를 개선시키고, 폐포의 허탈 예방 및 이미 허탈된 폐포를 확장시켜 무기폐를 예방하기 위함이다.

b. 보통 호기말 양압은 3~5cmH_2O로 시작한다.

c. 인공호흡기 회로의 사강으로 인한 영향을 줄이기 위해 낮은 수준의 호기말 양압 적용이 가능하다.

d. 호기말 양압을 적용받는 환자는 압력에 의한 폐손상 여부를 주의깊게 관찰한다.

(6) **지속적 기도양압**(continuous positive airway pressure; CPAP): 환자가 자발호흡을 하고 기계적 양압환기의 보조를 받고 있지 않다는 것을 제외하고는 호기말 양압과 본질적으로 같다.

3) 기계환기 모드

인공호흡기는 다양한 환기모드 작동이 가능하다.

(1) **통제형**(control mode): 호흡기는 환자의 환기 노력에 민감하지 않으며 분당 처방된 환기 횟수와 일회 호흡량만큼 제공한다. 환자의 자발적 호흡이 전혀 없거나 심한 저환기 상태에서 환자의 호흡노력을 진정제 등으로 제어할 때 적용된다.

(2) **보조형**(assist mode): 환자가 흡기를 시작하면 호흡기는 환자의 흡기 노력에 의해 생성되는 음압을 감지하고 처방된 일회 호흡량을 정해진 대로 제공한다. 이 모드는 환자가 빠른 호흡을 하게 되면 과호흡의 위험이 있다. 그러나 환자의 호흡 노력이 없으면 호흡기는 호흡을 전달하지 않는다.

(3) **보조적 통제형**(assist/control mode): 급성 호흡부전 상황에서 흔히 적용되며 의식이 있는 환자에게 적합한 모드이다. 호흡기는 환자의 노력을 감지하여 인공호흡을 전달하며 호흡기에 설정되어 있는 호흡 횟수보다 많은 호흡 횟수를 허용한다. 그러나 환자의 흡기 노력이 없으면 호흡기는 처방된 호흡 횟수만큼만 호흡을 방출한다.

(4) **간헐적 강제 환기형**(intermittent mandatory ventilation; IMV): 환자의 자발적 호흡이 있을 때 적용된다. 호흡기에 의해 강제적으로 전달되는 인공호흡 사이에 환자의 자발호흡이 허용된다. 자발적 호흡에서는 환자의 노력에 따라 일회 호흡량과 횟수가 달라질 수 있으나, 환자에게 분당 처방된 호흡 횟수만큼은 인공호흡기에 의해 제공된다.

(5) **압력보조형**(pressure support ventilation; PSV): 환자가 자발적 호흡을 하고 있을 때 적용된다. 압력보조형에서는 흡입 시 압력과 호기말 양압 수치, 민감도를 설정한다. 환자의 흡기동안 설정된 흡입 시 압력에 의해 높은 유속의 공기가 방출되어 흡기 동안 압력이 지속된다.

(6) **동시성 간헐적 강제 환기형**(synchronous intermittent mandatory ventilation; SIMV): 환자의 자발적 호흡이 있을 때 적용되며, 인공호흡기는 처방된 호흡 횟수만큼 강제적 환기를 제공하나 환자의 호흡 노력을 감지하여 동시에 제공된다. 또한 환자의 자발적 호흡을 감지하여 호기가 완전히 종료될 때까지는 인공호흡을 방출하지 않는다. 따라서 자발적 호흡동안 인공호흡이 방출됨으로써 야기되는 과잉팽창, 즉 호흡과잉을 예방할 수 있다.

대상자 준비

대상자는 기관내 삽관 또는 외과적, 경피적 기도삽관이 되어 있어야 한다.

절차

1) 호흡기를 산소공급 장치에 연결 후 전원을 켜고 장치 매뉴얼에 따라 작동 여부를 확인한다.
2) 흡입산소농도를 설정한다. 응급 시 보통 100%로 설정한 후 동맥혈가스분석을 포함한 임상적, 생리적 결과에 따라 산소농도의 설정을 조정한다.
3) 환자의 몸무게(키를 기준으로 이상체중의 6~8mL/kg)에 따라 일회 호흡량을 설정한다.
4) 환자의 연령과 임상적 상황에 근거하여 호흡 횟수를 설정한다(성인 10~12회, 아동 14~24회, 소아 20~40회).
5) 인공호흡기 모드를 설정한다(CMV, AC, IMV, PSV, SIMV).
6) 모든 경고장치(알람)가 켜 있고, 제대로 작동하는지 점검한다. 일반적인 알람으로는 용적 알람(저하 또는 상승)과 압력 알람(저하 또는 상승), 분당 환기량 알람, 흡입산소농도 알람, 무음(silence) 또는 쉼(pause) 알람 등이 포함된다.
7) 기관내 삽관 튜브(또는 기관절개관/윤상갑상막 절개관)를 인공호흡기와 연결한다.
8) 지시된 대로 호기말 양압을 설정한다. 단, 호기말 양압은 압력손상으로 심각한 폐손상과 추가적인 호흡기계 문제를 발생시킬 수 있으므로 기도에 압력을 적용할 때는 반드시 의사의 처방에 따른다. 일반적으로, 호기말 양압은 5cmH_2O 또는 그 이하부터 시작한다.
9) 인공호흡기와 환자를 연결하고 지시된 대로 적용한 후 환자의 임상상태를 평가하기 위해 15~30분 후에 동맥혈가스검사를 시행한다.

10) 튜브의 위치 이탈 또는 인공호흡기 자체나 설정문제를 조기에 발견하기 위해 심전도, 맥박산소측정기, 호기말 이산화탄소를 지속적으로 확인한다.
11) 가습기에 증류수가 적당히 채워져 있는지, 온도조절기가 제조사에서 권장하는 온도에 맞춰져 있는지 확인한다. 세균이 환자의 폐 속으로 분무되거나, 튜브에 고여 있지 않도록 필요 시 호흡기 튜브에 고인 물을 비워준다. 한편 습기유지 및 세균이나 바이러스의 여과를 위해 열 · 습기교환기(heat-moisture exchanger; HME) 또는 인공 코(artificial nose)를 사용하기도 한다.
12) 응급실에서 장시간 호흡기를 적용하는 경우 주기적으로 환자의 체위를 변경시켜 주어 산소화를 증진시킨다.

연령에 따른 고려사항

1) 유아와 소아의 흉부는 순응도가 더 높아서 압력의 변화에 따라 용적의 변화가 크다.
2) 소아의 폐포는 어른보다 더 빨리 확장되고 비워진다.
3) 소아의 일회 호흡량은 일반적으로 6~8mL/kg로 계산하지만, 급성호흡곤란증후군(acute respiratory distress syndrome; ARDS) 또는 급성 폐손상(acute lung injury)이 있는 소아에서는 최대 흡기압이 지나치게 증가하는 것을 피하기 위해 더 적은 일회 호흡량이 적용될 수 있다.
4) 유아와 소아의 호흡 횟수는 성인보다 빠르므로 호흡기의 호흡 횟수도 적절하게 설정한다.
5) 압력형 호흡기에 의해 호흡을 하는 유아에서는 압력에 의한 손상이 유발될 수 있으므로 반드시 합병증에 대한 모니터를 주의깊게 한다.
6) 커프 없는 기관내 삽관 튜브는 환기의 향상 없이 최대 흡기압의 상승만 초래할 수 있으므로 미국 심장협회는 최근 1세 이상의 소아에게 효율적인 환기를 위해 압력형 호흡기의 적용 시 커프가 있는 기관내 삽관 튜브를 사용하도록 권고한다(AHA, 2005). 이 경우 주기적인 동맥혈가스검사 및 지속적인 맥박산소측정기로 집중 감시한다.
7) 유아의 기관내 삽관튜브는 길이가 짧아 머리를 움직이면 튜브의 위치가 이탈할 위험이 있다. 또한 직경이 좁은 소아 튜브는 쉽게 막히거나 기능장애가 생길 수 있어 환기 악화를 초래한다.
8) 노인에게 인공호흡기 사용 시 폐기종이나 울혈성 심부전과 같은 기저질환으로 인공호흡기와 관련된 심각한 합병증을 초래할 수 있다. 연령이 높을수록 폐용량,

흉곽의 확장범위, 폐활량이 감소됨을 고려하여야 한다.

9) 비만환자의 폐용적은 체중에 따라 증가되지는 않으므로 과도한 용적과 압력을 사용하지 말아야 한다. 따라서 일회 호흡량은 환자의 키에 근거한 이상체중을 이용하여 계산한다. 비만환자들은 호흡근의 피로, 무기폐, 기도 연조직의 무기력 등에 의해 산소포화도의 급격한 감소를 초래할 수 있다.

합병증

1) 인공호흡기와 관련한 합병증이 심각한 경우 인공호흡기를 제거하고 문제가 확인되거나 교정될 때까지 백-마스크를 사용하여 수동으로 환기를 제공한다.
2) 인공호흡으로 흉곽내압이 증가되어 심장으로 가는 정맥환류를 감소시켜 저혈압을 초래한다. 응급간호 제공자는 저혈압의 원인이 약물에 의한 것인지 또는 환자의 임상적 상황(예: 쇼크 등) 때문인지를 우선 감별한다. 호기말 양압을 설정하면 저혈압이 더욱 악화된다.
3) 인공호흡은 압력에 의한 손상과 급성 폐손상을 야기하기도 한다. 환자가 기흉이나 긴장성 기흉의 발현 조짐이 보이는지 모니터해야 한다.
4) 의식이 있는 환자는 호흡기와 충돌할 수 있으므로 진정작용이 필요하며, 신경근육차단제나 마취제가 요구될 수 있다. 이러한 약물이 투여되면 자발적 호흡이 사라지므로, 인공호흡기가 작동하지 않을 경우 인공호흡기가 다시 작동을 할 때까지 백-마스크를 이용하여 환자의 호흡을 보조해 준다. 마취나 진정이 부족한 상태에서 신경근육차단제를 사용하면 고혈압이나 스트레스 호르몬 분비 등의 생리적, 정신 심리적 합병증을 유발할 수 있다.
5) 기계적 환기관련 합병증에는 커프가 새거나 점액으로 인한 튜브 폐쇄, 튜브의 위치이탈, 인공호흡기 튜브의 파손, 알람의 오작동, 폐렴, 패혈증, 가습의 부족 등이 포함된다.

대상자 교육

1) 호흡보조를 준비할 경우 대상자의 정서적, 정보적 요구(종종 위기상황을 지나치게 된다)에 주의할 것. 침착한 목소리로 인공호흡기를 적용받는 대상자에게 안전을 확신시켜 줌
2) 기계적 환기의 필요성과 인공호흡기 주변의 장치들을 만지지 않도록 설명함

3) 인공호흡기 시스템이 분리되거나 이상 징후가 느껴지면 즉시 보고 할 것
4) 인공호흡기를 적용한 대상자 가족들로 하여금 대화와 접촉을 통하여 대상자에게 지지와 확신을 제공하도록 함

제 4 부

순환술기

제19장 심전도 모니터링

적응증

심박동수와 리듬의 계속적인 모니터링을 위함

금기증 및 주의사항

1) 모니터링 기구는 전파방해가 적은 안전한 위치에 둔다.
2) 심전도 결과보다는 대상자의 증상과 징후에 초점을 둔다.
3) 심전도 기록의 기준과 질을 평가한다.
4) 대상자 체위나 전극 위치의 변화는 심전도 파형의 변화를 초래한다.

준비물

☑ 심전도 모니터
☑ 심전도 케이블
☑ 충전기
☑ 알코올 솜
☑ 1회용 전극

절차

1) 심전도 모니터를 켠다.
2) 원하는 유도를 선택한다(▶ 그림 19-1~4). 유도 II는 가장 일반적으로 모니터링 하는 유도이다. 수정된 Marriott 흉부유도 1(MCL_1)은 QRS파와 심방 활동 분석에 도움이 된다.
3) 전극을 붙이기 전에 전극과 유도 금속선을 연결한다.
4) 적절한 부위의 피부에 전극을 부착한다(▶ 그림 19-1~4). 이때 피부는 깨끗하고 건조해야 하며 큰 근육이나 뼈가 있는 부위는 피한다. 제세동기가 필요한 응급 상황이라면 부위가 중복되지 않도록 부착한다.

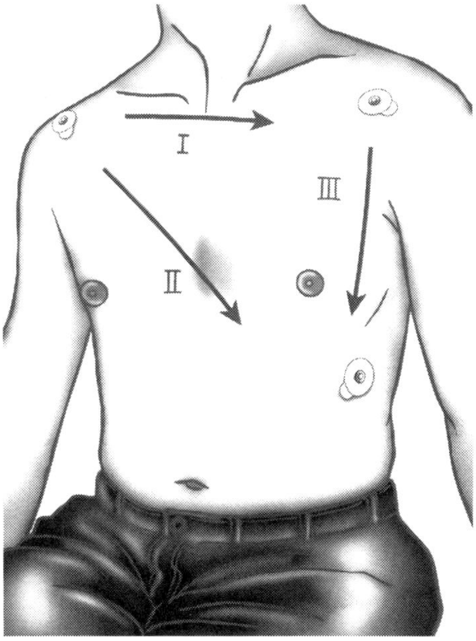

▶ **그림 19-1 유도 I, II, III의 전극 위치.** 화살표는 양극을 향한다.

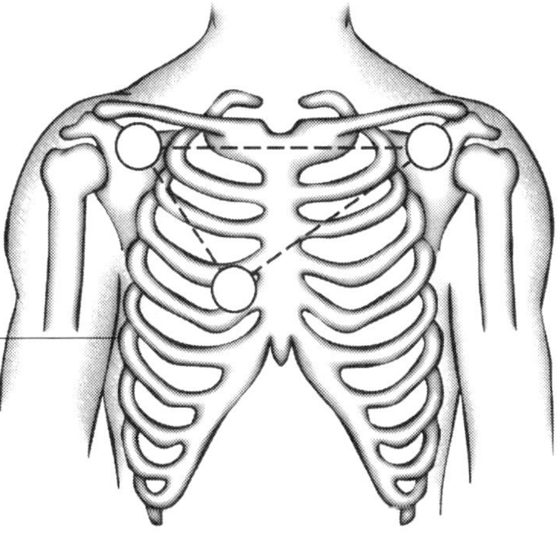

▶ **그림 19-2 3개의 전극을 사용한 Marriott의 MCL_1.** 우측과 좌측 상지유도는 표준위치에 두고 좌측 하지유도를 V_1유도 위치에 부착한다. 모니터는 유도 III가 보이도록 설정한다.

5) 모니터를 통해 심전도 파형을 확인한다.

6) 대상자의 현재 상태와 심박동수에 맞추어 심박수 알람 기능을 설정한다.

7) 물품을 정리하고 손을 씻는다.

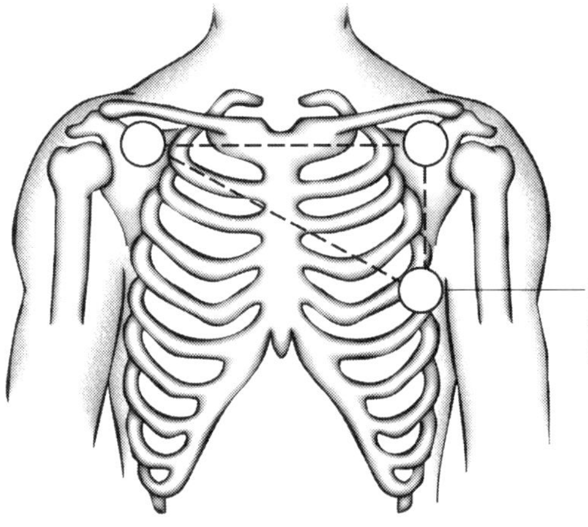

▶ **그림 19-3 3개의 전극을 사용한 Marriott의 MCL$_6$.** 우측과 좌측 상지유도는 그대로 두고 좌측 하지유도를 V_6 유도에 부착한다. 모니터는 유도 III이 보이도록 설정한다.

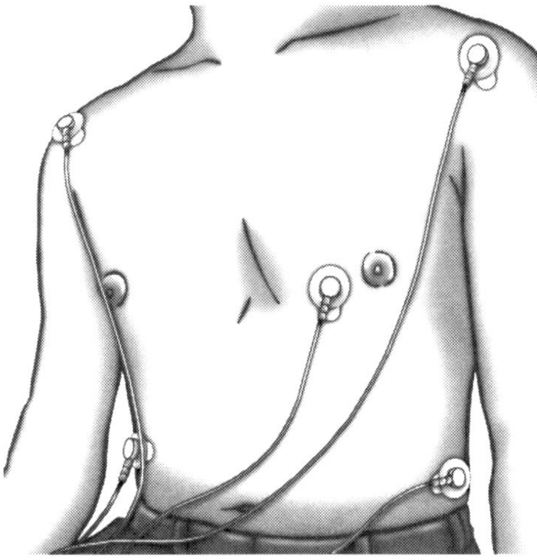

▶ **그림 19-4 Five-lead system.** 사지유도를 그대로 표준위치에 부착하고 흉부유도는 흉부에 부착하는 데, 이 사진에서는 V_3에 부착한 것이다.

심전도의 기술적 문제 해결법

1) 교류에 의한 전류방해(60Hz 교류파)(▶그림 19-5)

(1) 가능한 원인

a. 전기고압선, 변압선, 전기제품 근처에서 사용할 때

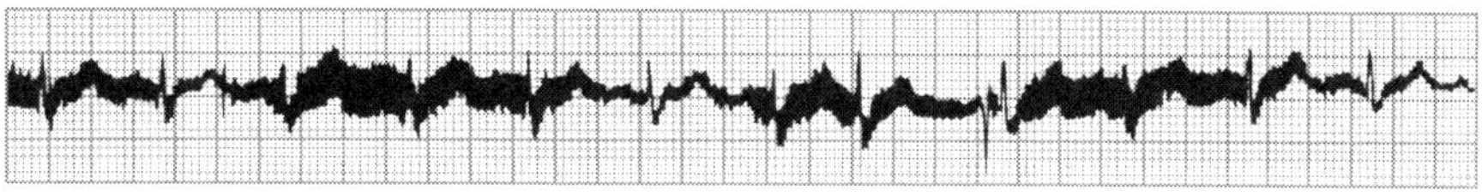

▶ 그림 19-5 교류파 심전도

b. 모니터링이 불안정하게 놓였을 때
c. 접지가 부적절할 때
d. 부적절한 피부준비
e. 전극에 바른 젤리가 마름
f. 대상자 케이블의 압력

(2) **해결법**
a. 모니터를 안정되게 위치시킨다.
b. 전극, 유도 금속선과 케이블의 연결상태를 확인한다.
c. 모니터링 부착 시 피부 준비를 확실히 한다.
d. 필요 시 부착 부위 털을 제거한다.
e. 알코올 솜을 이용하여 피부를 소독한다.
f. 건조한 패드를 이용하여 피부를 닦아낸다.
g. 새로운 전극을 부착한다.

2) 낮은 전압(▶그림 19-6)

(1) **가능한 원인**
a. 심전도의 낮은 진폭
b. 부적절한 전극 접지나 연결 미비
c. 유도 금속선 불량
d. 케이블 연결 불량
e. 대상자의 체위변화에 따른 QRS군의 낮은 진폭

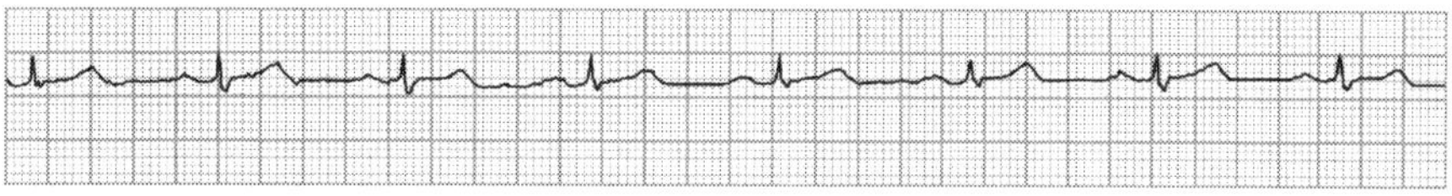

▶ 그림 19-6 낮은 전압 심전도

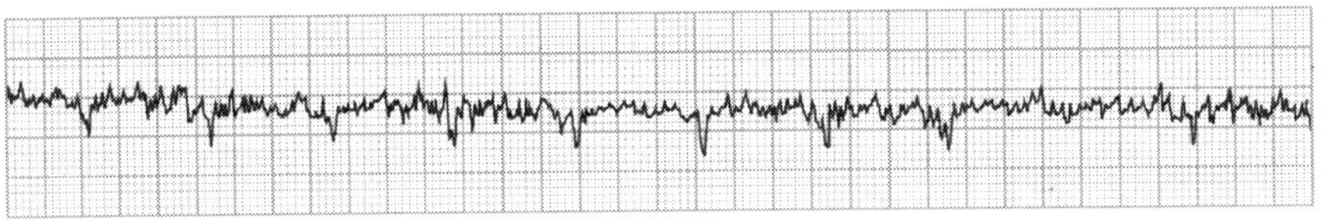

▶ 그림 19-7 전류방해에 의한 심전도

f. 낮은 전압은 심낭삼출 등의 원인에 의한 병적 소견일 수도 있음

(2) **해결법**

a. 심전도 모니터의 진폭을 증가시킨다.
b. 모든 선의 연결을 확인한다.
c. 전극을 교체한다.
d. 다른 유도를 선택해서 모니터한다.

3) 전류방해(▶그림 19-7)

(1) **가능한 원인**

a. 대상자의 움직임
b. 전극, 유도 금속선이나 케이블 연결이 헐거워짐
c. 간헐적 전류방해

(2) **해결법**

a. 전극이 적절히 부착되어 있는지 확인하고 뼈나 큰 근육이 없는 새로운 부위로 이동시킨다.
b. 전극을 피부에 밀착시킨다.
c. 모든 선의 연결을 확인한다.
d. 대상자가 움직일 때 케이블이나 유도 금속선이 당겨지지 않도록 유의한다.

4) 기준선이 흔들림(▶그림 19-8)

(1) **가능한 원인**

a. 대상자가 호흡하거나 체위변경으로 유발되는 케이블의 움직임
b. 전극의 불량한 피부 접촉
c. 테이블과 유도 금속선의 당겨짐

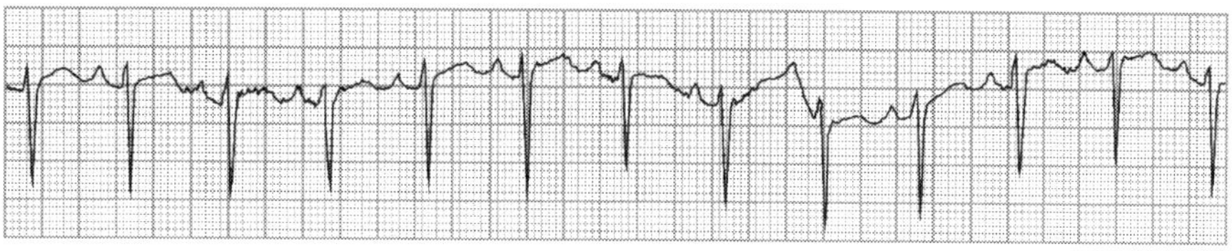

▶ 그림 19-8 기준선이 흔들린 심전도

(2) **해결법**

a. 케이블 선의 움직임을 최소화한다.

b. 필요 시 전극을 새로 부착한다.

c. 케이블과 유도 금속선이 당겨지지 않도록 유의한다.

대상자 교육

1) 가슴통증, 심계항진, 호흡곤란과 같은 증상이 있을 때 즉시 알리도록 교육한다.

2) 모니터의 연결이 부적절할 때 알리도록 교육한다.

제20장 12, 15, 18 유도 심전도

정의

15 유도 심전도는 우 흉부유도인 V_4R, V_5R, V_6R이 추가된 심전도이며, 18 유도 심전도는 15 유도 심전도에 후 흉부유도인 V_7, V_8, V_9이 추가된 것이다.

적응증

1) 급성 심근허혈, 손상이나 경색을 진단하기 위함
   (1) 미국 심장협회(AHA, 2005)는 급성 관상동맥증후군의 증상이 있는 대상자가 응급실에 왔을 때 10분 안에 12 유도 심전도를 찍도록 권고함
   (2) 15 유도 심전도는 우심실 심근경색을 진단할 때 사용된다. 하벽 경색을 동반한 우심실 경색이 있는 환자는 그렇지 않은 환자에 비해 예후가 더 나쁜 것으로 알려져 있음
   (3) 18 유도 심전도는 좌심실 후벽 경색을 보다 더 정확히 진단하기 위해서 사용됨

2) 부정맥이나 전도장애를 진단하고 감별하기 위함

금기증 및 주의사항

1) 응급실에서 심전도를 측정한 심근경색 환자의 50%만이 심전도 양상의 변화가 나타나며 20~30%는 증상만을 호소할 수 있다.
2) 심전도 기계는 전류방해를 최소화할 수 있는 곳에 둔다.
3) 율동전환술이나 제세동을 시행하는 동안 심전도, 케이블이나 대상자를 접촉하지 않아야 한다.
4) 심전도의 표준화(calibration)를 확인한다.

준비물

☑ 케이블과 유도 금속선이 포함된 심전도
☑ 1회용 전극
☑ 젤리

대상자 준비

1) 대상자를 앙와위로 눕도록 하고 침대난간에 몸이 닿지 않도록 한다.
2) 적절한 심전도 파형을 얻기 위해서는 가능한 머리에서 발까지 수평이 되도록 눕는 것이 좋다. 필요 시 베개 등을 이용하여 대상자 편안하게 체위를 취할 수 있도록 돕는다.

절차

1) 기계를 콘센트에 꽂고 심전도를 켠다.
2) 필요 시 심전도에 대상자의 기본인적 사항을 입력한다.
3) 사지유도를 부착한다. 젤이 이미 있는 전극은 껍질을 떼어낸 후 습기를 확인한다.
   (1) 오른쪽 팔(RA): 오른쪽 팔 상완
   (2) 왼쪽 팔(LA): 왼쪽 팔 상완
   (3) 오른쪽 다리(RL): 오른쪽 발목이나 안쪽 부위
   (4) 왼쪽 다리(LL): 왼쪽 발목이나 다리 안쪽 부위

4) 흉부유도를 부착한다.

   (1) **12 유도 심전도**(▶그림 20-1)
      a. 제4늑간을 확인하고 흉부유도 V_1과 V_2를 제4늑간 좌우로 부착한다.
      b. 제5늑간의 좌측 중앙 쇄골선에 V_4를 제5늑간의 좌측 중앙 액와선에 V_6을 부착한다.
      c. V_3는 V_2와 V_4 중간지점에 부착하고 V_5는 V_4와 V_6 중간지점에 부착한다.

   (2) **15 유도 심전도**: V_4R, V_5R, V_6R을 V_4, V_5, V_6와 반대쪽에 부착한다. 제5늑간의 우측 중앙 쇄골선에 V_4R를 제5늑간의 우측 중앙 액와선에 V_6R을 부착하고

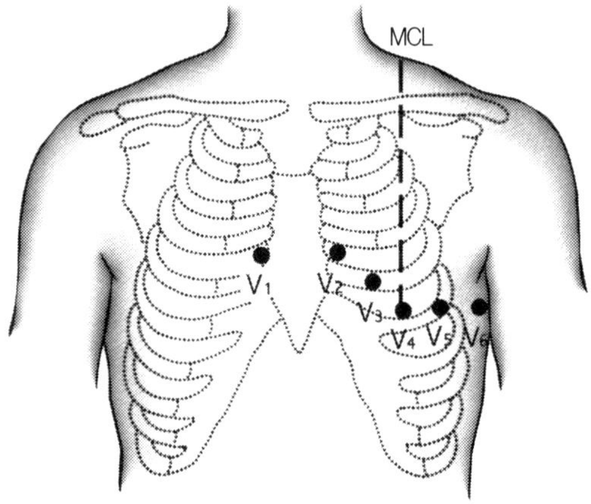

▶ 그림 20-1 흉부유도

V_5R은 V_4R과 V_6R 중간지점에 부착한다(▶그림 20-2).

(3) **18 유도 심전도**: V_7, V_8, V_9를 V_4~V_6 유도와 같은 높이로 V_7 유도는 후액와선에, V_8 유도는 중간 견갑골선에, V_9 유도는 척추선에 부착한다(▶그림 20-3).

5) 유도 금속선이 휘거나 당겨지지 않게 전극에 똑바로 연결한다.

6) 대상자에게 10~15초 정도 시간이 걸리며 가능한 편안히 누워 있도록 설명한다.

7) 심전도 측정기를 켜서 심전도의 크기가 1mV=10mm, 기록용지의 속도가 25mm/초인 것을 확인한다.

8) 심전도를 기록한다.

9) 기록지를 뽑은 뒤 환자에게 검사가 끝남을 알리고 전극유도를 뗀 후 젤을 닦아낸다.

10) 심전도 측정기를 정리하고 손을 씻는다.

11) 심전도를 판독한다.

연령에 따른 고려사항

1) 소아의 경우 우심실 비대를 확인하기 위해 V_3R에서 V_4R를 포함하여 심전도를 측정한다.

2) 6세 전까지는 I 유도에서 나타나는 T 파는 하행파이며 이는 청소년까지 지속될 수 있다.

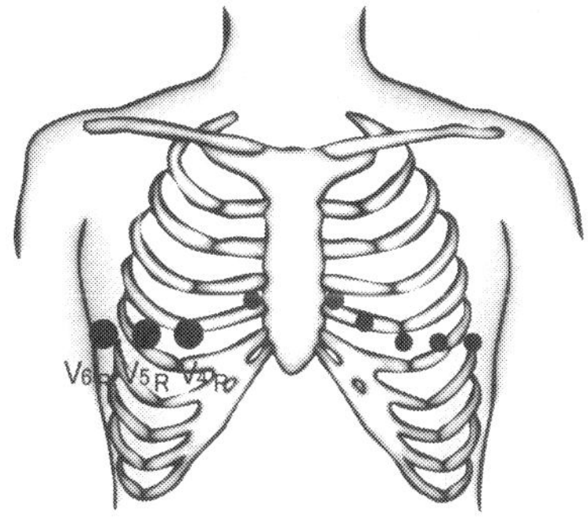

▶ 그림 20-2 우 흉부유도

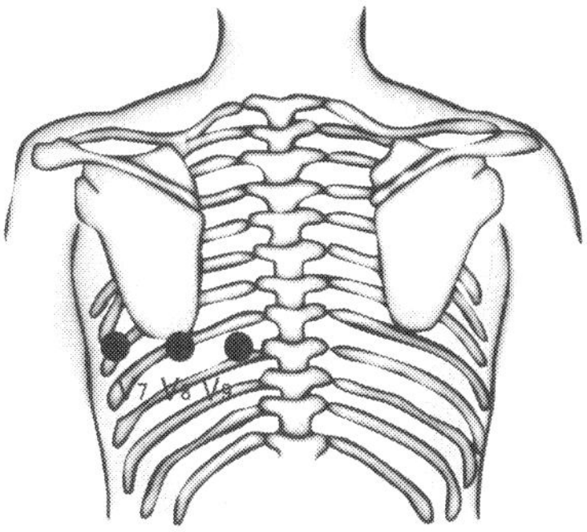

▶ 그림 20-3 후 흉부유도

합병증

1) 기계불량
2) 전기적 미세 쇼크

심전도 기술적 문제

1) 교류에 의한 전류방해
2) 기준선이 흔들림
3) 떨림(tremor)
   (1) 가능한 원인: 대상자가 긴장하거나 움직임
   (2) 해결책: 대상자가 가능한 편안한 자세를 취하도록 돕고 움직이지 않도록 설명한다.

대상자 교육

대상자에게 말을 해서는 안 되고, 몸을 이완한 채로 누워서 고르게 숨을 쉬어야 함을 교육한다.

제21장 ST 분절 모니터링

적응증

1) 심장에 의한 흉통과 다른 원인에 의한 흉통의 감별하기 위함
2) 흉통이 동반되지 않은 심근허혈이나 불안정형 협심증을 가진 대상자의 모니터링하기 위함
3) 마취와 같이 의사소통이 안 되는 대상자의 심근경색을 조기 감지하기 위함
4) 관상동맥중재술이나 혈전용해제와 같은 재 관류 후 대상자의 상태를 모니터링하기 위함

금기증 및 주의사항

다음은 ST 분절 양상의 변화를 초래할 수 있다.

1) 급성심내막염
2) 급성폐심장
3) 폐기종
4) 고칼륨혈증
5) 디지탈리스
6) 경피 경혈관 심장동맥확장술(PTCA) 동안 풍선 팽창
7) 심막압전
8) 두개내 출혈
9) 저체온증
10) 각차단
11) 체위변화
12) 심장리듬의 변화
13) 유도를 잘못 부착함
14) 좌심실비대
15) 양성 조기 재분극
16) 심실동맥류

17) 심근염
18) 고칼슘혈증
19) 과호흡
20) 차가운 음료를 마심

준비물

- ☑ ST 분절 감시기능이 있는 심전도 모니터
- ☑ 3, 5 혹은 12 유도 심전도 케이블
- ☑ 전극
- ☑ 알코올 솜
- ☑ 거즈
- ☑ 가위

대상자 준비

1) 가능한 편평하고 근육이 적은 부위에 전극을 부착한다.
2) 적절한 피부준비와 전극 부착이 요구된다.
3) 건조한 피부에 전극을 부착한다.

절차

1) 기초자료를 위해 심전도를 출력한다. 대상자 상태가 허락된다면 체위변화에 따른 ST 분절의 변화를 확인하기 위해 우측위와 좌측위 모두에서 12 유도 심전도를 기록한다.
2) 대상자 상태에 맞추어 감시를 할 가장 적절한 유도를 선택한다. 수술 시 발생하는 심근허혈이나 경색을 감지하기 위해서는 V_4가 가장 민감한 유도로 제시된다.
3) 병원규정에 따라 ST 분절의 알람을 설정한다. 알람이 울린 경우 저체온증, 과소환기 혹은 흡인 등으로 인한 변화와 심근경색으로 인한 변화인지를 확인한다.

대상자 교육

1) 가슴통증, 심계항진, 호흡곤란과 같은 증상이 있을 때 즉시 알리도록 교육한다.
2) 모니터의 연결이 부적절할 때 알리도록 교육한다.
3) 퇴원 시 아래와 같은 사항을 교육한다.
   (1) 심근허혈을 의미하는 증상이나 징후(가슴, 턱, 명치 혹은 어깨 부위 통증, 식은땀, 호흡곤란, 오심, 심계항진 등)
   (2) 응급의료서비스 이용법(심근허혈 증상이 있을 경우 가능한 빨리 응급실로 와야 함을 강조)
   (3) 관상동맥질환의 위험요인과 추후관리의 중요성(▶표 21-1)

표 21-1 심근 부위와 관련된 심전도 유도

경색 부위	주요 부위	상호반응 유도	관상동맥
전벽	V_2, V_3, V_4	II, III, aVF	좌관상동맥
측벽	I, aVL, V_5, V_6	II, III, aVF	좌전하행동맥의 회선가지
후벽	V_1, V_2, V_3		우관상동맥, 좌전하행동맥의 회선가지
하벽	II, III, aVF	I, aVL	우관상동맥

제 5 부

심폐소생술

제22장 기본 및 전문 심폐소생술

정의

심정지, 심근경색, 뇌졸중, 이물질 기도폐색 등 응급상황에서 대상자를 소생시키기 위한 상호 의존적 처치를 의미하며, 본 장에서는 성인을 위한 기본 및 전문 심폐소생술에 초점을 두고 서술한다.

적응증

1) 호흡정지
2) 심근경색, 심실세동 등 부정맥에 의한 심정지
3) 뇌졸중에 의한 의식변화
4) 이물질에 의한 기도폐색

금기증 및 주의사항

다음과 같은 상황에서는 심폐소생술을 보류한다.
1) 심폐소생술을 제공하는 구조자가 심각한 손상을 입을 위험에 놓여 있는 경우
2) 사망이 확실한 임상징후(예: 사후경직, 신체절단, 참수 등)가 있을 때
3) 심폐소생술 포기표식(DNR) 또는 의학적 지시가 있을 때

준비물

1) 기본 심폐소생술

- ☑ 포켓 마스크 또는 안면 쉴드
- ☑ 자동제세동기

2) 전문 심폐소생술

- ☑ 삽관 장비

- ☑ 산소탱크 및 산소공급 장치와 연결된 백-마스크
- ☑ 흡인 도구
- ☑ 정맥주입 장비
- ☑ 응급약물 카트

절차

1) 기본 심폐소생술의 단계

(1) 반응의 확인

① 현장의 안전을 확인 후 쓰러져 있는 사람의 의식을 확인한다.

② 숨을 쉬고 있는지 호흡이 정상인지 확인한다.

(2) 응급의료체계 신고

(3) 호흡과 맥박확인

① 반응을 확인하는 동시에 호흡의 유무 및 비정상 여부를 판별한다.

② 심정지호흡(agonal gasp)과 같은 헐떡이는 숨은 심정지로 인식한다.

③ 반응은 없으나 정상호흡을 보이는 경우 회복자세를 취해준다.

④ 목동맥을 10초 이내로 촉지하여 맥박확인을 한다.

(4) 가슴압박

① 흉골의 아래쪽 절반 부위를 강하게 규칙적으로 빠르게 압박할 것

② 성인 심정지 시 분당 100회 이상~120회 이하 유지

③ 가슴의 중앙에 손을 위치

④ 가슴압박 이후 가슴의 이완이 충분히 이루어진 후 다음 압박을 한다.

⑤ 가슴압박과 인공호흡의 비율 30 : 2

⑥ 매 2분마다 가슴압박과 인공호흡 제공자를 교대하도록 한다.

⑦ 전문기도(기관내 삽관 등)가 유지된 후에는 가슴압박을 하는 동안 백밸브 마스크로 6~8초에 한 번씩(8~10회/분) 호흡을 보조한다.

⑧ 가슴압박의 합병증

a. 늑골골절(13~97%), 흉골의 골절(1~43%)

b. 드물지만 기흉, 혈흉, 폐좌상, 간열상, 지방색전증, 혈심낭염, 대동맥 열상, 비장손상 등(▶그림 22-1)

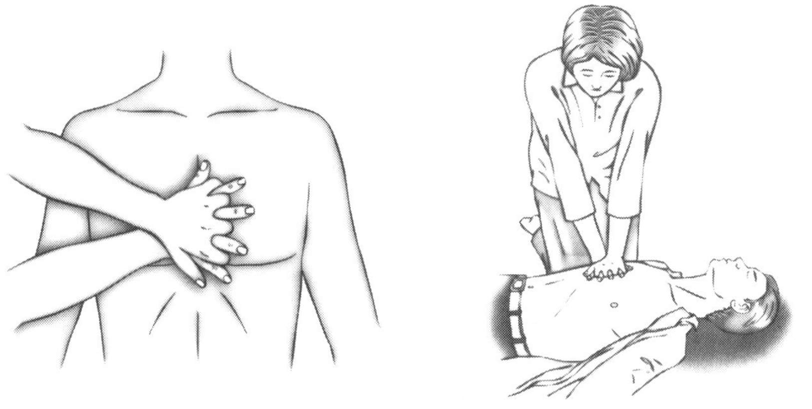

▶ 그림 22-1 가슴압박을 위한 손의 위치 및 압박자세

(5) 제세동

① 갑자기 발생하는 심정지의 대부분이 심실세동에 의해 유발되므로 전기적 제세동은 심실세동 발생 직후에 적용하는 것이 가장 효과적이다. 1분마다 7~10%씩 성공률이 감소되므로 즉시 신속하게 적용되어야 한다.

② 8세 이하의 소아는 성인에 비해 심정지 발생빈도가 적지만 5~15%에서 심실세동이 나타나므로 이 경우 자동제세동기를 적용할 수 있다. 단, 소아는 2~4J/kg으로 소아용 패드를 사용한다(▶표 22-1).

표 22-1 연령별 기본 심폐소생술의 적용

	성인	소아	유아
심정지의 확인	• 무반응 • 무호흡 또는 심정지 호흡 • 10초 이내 확인된 무맥박(의료인)		
심폐소생술 순서	가슴압박 – 기도유지 – 인공호흡		
가슴압박 속도	최저 분당 100회 이상 120회 이하		
가슴압박 깊이	최소 5cm	가슴깊이의 1/3 약 5cm	가슴깊이의 1/3 약 4cm
가슴이완	가슴압박 사이에는 완전한 가슴 이완		
가슴압박 중단	최소화하며 불가피한 경우 10초 이내		
기도유지	머리 젖히고 턱들기		
가슴압박 대 인공호흡 비율			
전문기도 확보 이전	30 : 2	30 : 2(1인)	15 : 2(2인)
전문기도 확보 이후	가슴압박과 상관없이 6~8초마다 인공호흡(분당 8~10회)		

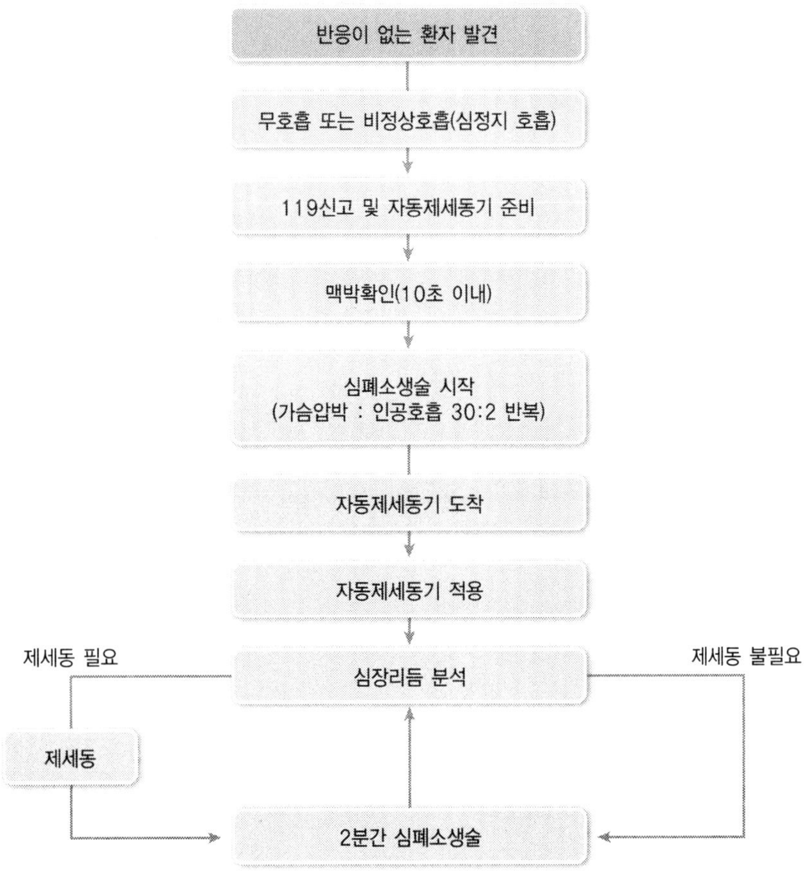

▶ 그림 22-2 기본 심폐소생술 흐름도

③ 자동제세동기 적용단계

a. 전원을 켠다.

b. 두 개의 패드를 환자의 가슴(오른쪽 쇄골 부위 아래, 왼쪽 아래가슴)에 부착한다.

c. 손을 떼고 심장리듬을 분석한다.

d. 손을 떼고 제세동 시행을 위해 쇼크 버튼을 누른다.

e. 쇼크를 준 후 즉시 심폐소생술을 다시 시행한다(▶그림 22-2).

2) 전문 심폐소생술의 단계

(1) 전문 심폐소생술에서는 약물의 사용과 전문 기도유지술이 포함된다(▶그림 22-3).

(2) 심실세동, 무맥성 심실빈맥, 무맥성 전기활동, 무수축 등 심전도 리듬에 따라 알고리듬을 적용한다(▶표 22-2).

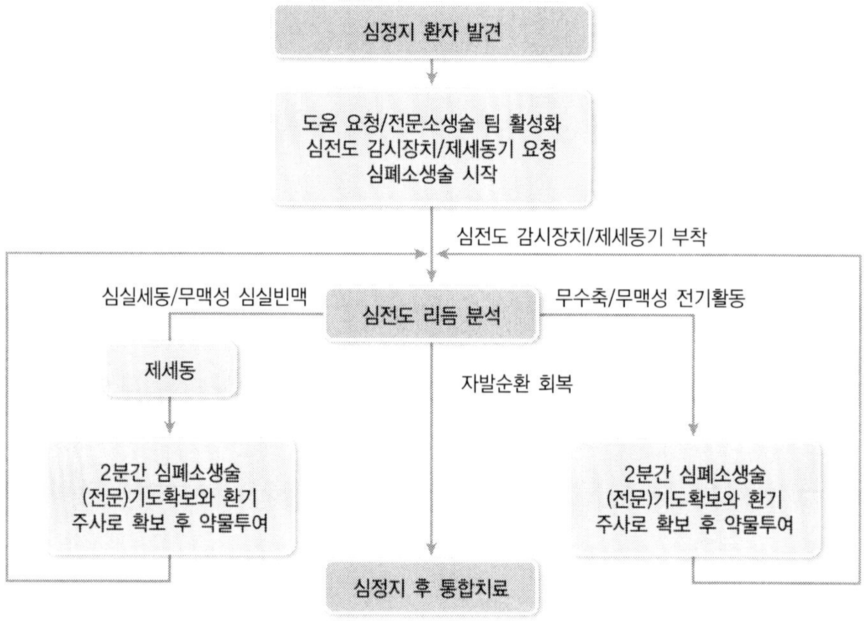

▶ 그림 22-3 심정지 환자의 전문 심폐소생술 흐름도

표 22-2 전문 심폐소생술 과정 요약

<table>
<tr><th colspan="2">치료</th><th>내용</th></tr>
<tr><td colspan="2">심전도 리듬분석</td><td>• 2분간 가슴압박 후 심전도 리듬 확인 및 압박자 교대</td></tr>
<tr><td colspan="2">제세동</td><td>• 이상파형 제세동기 120~200J (단상파형 360J)</td></tr>
<tr><td colspan="2">가슴압박</td><td>• 압박깊이 5~6cm, 압박속도 분당 100~120회
• 호기말 이산화탄소분압 > 10mmHg 유지
• 이완기 동맥압 > 20mmHg 유지</td></tr>
<tr><td colspan="2">주사로 확보</td><td>• 정맥, 골내주사로 확보
• 전문 기도유지술보다 우선 시도</td></tr>
<tr><td colspan="2">전문 기도유지술과 인공호흡</td><td>• 우선 백 마스크 인공호흡 적용
• 전문 기도삽관 후부터 6~8초마다 1회(8~10회/분)
• 과환기 금지</td></tr>
<tr><td rowspan="2">약물 투여</td><td>모든 심정지</td><td>• 에피네프린 3~5분마다 1mg
• 바소프레신 40IU</td></tr>
<tr><td>제세동 후 지속되는 심실세동/무맥성 심실빈맥</td><td>• 아미오다론 300mg(첫 용량), 150mg(두 번째) 또는 리도카인 1~1.5mg/kg(첫 용량), 추가용량 0.5~0.75mg/kg</td></tr>
<tr><td colspan="2">심정지 원인 조사 및 치료</td><td>• 저혈량증, 저산소증, 산증, 저/고칼륨혈증, 저체온, 폐혈전색전증, 심근경색, 긴장성 기흉, 심장압전, 약물중독</td></tr>
</table>

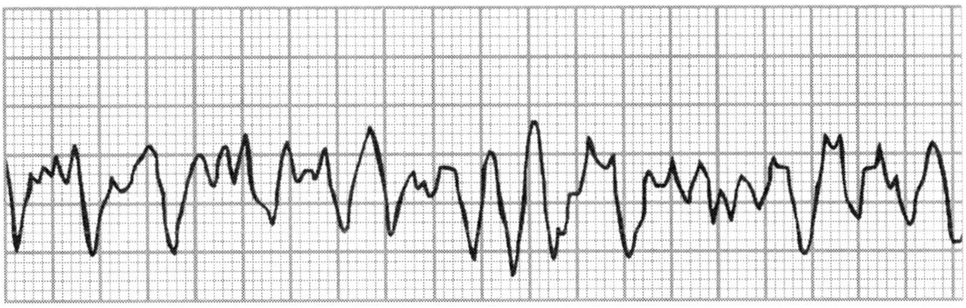

▶ 그림 22-4 심실세동

① **심실세동/무맥성 심실빈맥 치료단계**(▶그림 22-4)

a. 즉시 심폐소생술 시작하고 신속히 제세동(이상파형 제세동기 120~200J, 단상파형 360J)
b. 이후 심전도 리듬 확인없이 바로 가슴압박을 2분간 시행
c. 가슴압박 진행 동안 정맥주사로 또는 골내주사로 확보
d. 2분 후 심전도 모니터
e. 심실세동이 지속되면 두 번째 제세동 후 다시 2분간 가슴압박
f. 에피네프린을 1회 주입
g. 전문 기도유지술
h. 2분간 가슴압박 후 심전도 확인하여 심실세동 시 세 번째 제세동 적용
i. 에피테프린 1mg을 3~5분 간격으로 투여
j. 아미오다론을 300mg 투여 후 추가 투여 시 첫 용량의 1/2(아미오다론이 없으면 리도카인을 사용할 수 있다)
k. 순환회복을 확인하기 위해 호기말 이산화탄소분압, 맥박 여부, 혈압수준, 중심정맥 산소포화도 등을 지속적으로 모니터한다.

② **무수축과 무맥성 전기활동 치료단계**(▶그림 22-5)

a. 심방의 수축 여부에 상관없이 심실의 수축이 없는 경우: 무맥성 전기활동, 심실고유 리듬, 심실이탈 리듬, 서맥-무수축 리듬 등 포함
b. 심전도에는 전기활동이 나타나지만 맥박촉지나 비침습적 혈압 감시장치에 의해 혈압이나 맥박이 감지되지 않는 경우
c. 심장 초음파상에서 심근의 수축이 있으나 맥박, 혈압이 감지되지 않는 경우
d. 제세동이 필요하지 않음: 비제세동 리듬
e. 원인을 확인해서 교정할 것

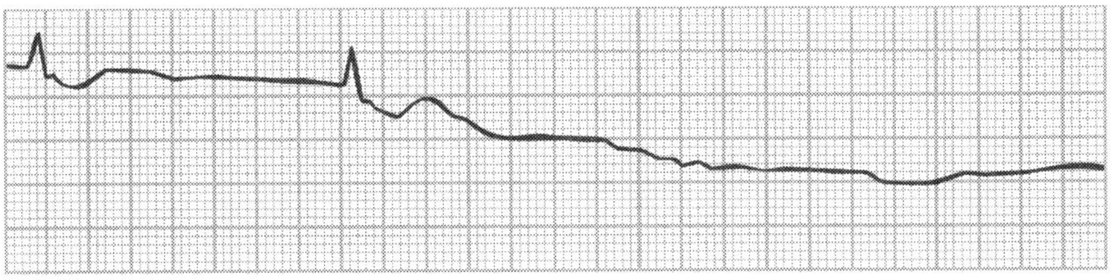

▶ 그림 22-5 무수축성 무맥성 리듬

f. 생존율이 낮다.

g. 절차(▶그림 22-6)

- 심전도에서 비제세동 리듬을 확인 후 가슴압박을 2분간 시행
- 정맥주사로 또는 골내주사로 확보
- 에피네프린 투여
- 2분 후 심전도 리듬 확인 후 무맥박이 지속되면 2분간 가슴압박 시행
- 전문 기도유지술 적용
- 2분 후에도 무맥박이 지속되면 에피네프린을 3~5분 간격으로 투여
- 이때 아트로핀의 투여는 권장되지 않는다.

③ 심정지시 약물 투여경로(▶표 22-3, 4)

a. 말초정맥로

- 반드시 1회 용량(bolus)으로 투입 후 20mL 수액을 추가 주입하여 사지에서 중심혈류로 빨리 들어가도록 할 것

b. 골내주사로

- 안전하며, 수액주입이나 약물투여, 검사를 위한 혈액채취에 유용하다.
- 모든 연령의 환자에게 시행가능
- 정맥로 확보가 어려운 경우 사용 편리

c. 중심정맥로

- 중심정맥관(내경정맥, 쇄골하정맥) 삽입으로 약물의 최고농도를 높일 수 있다.
- 약물 순환시간이 짧은 장점

d. 기관내 약물 투입

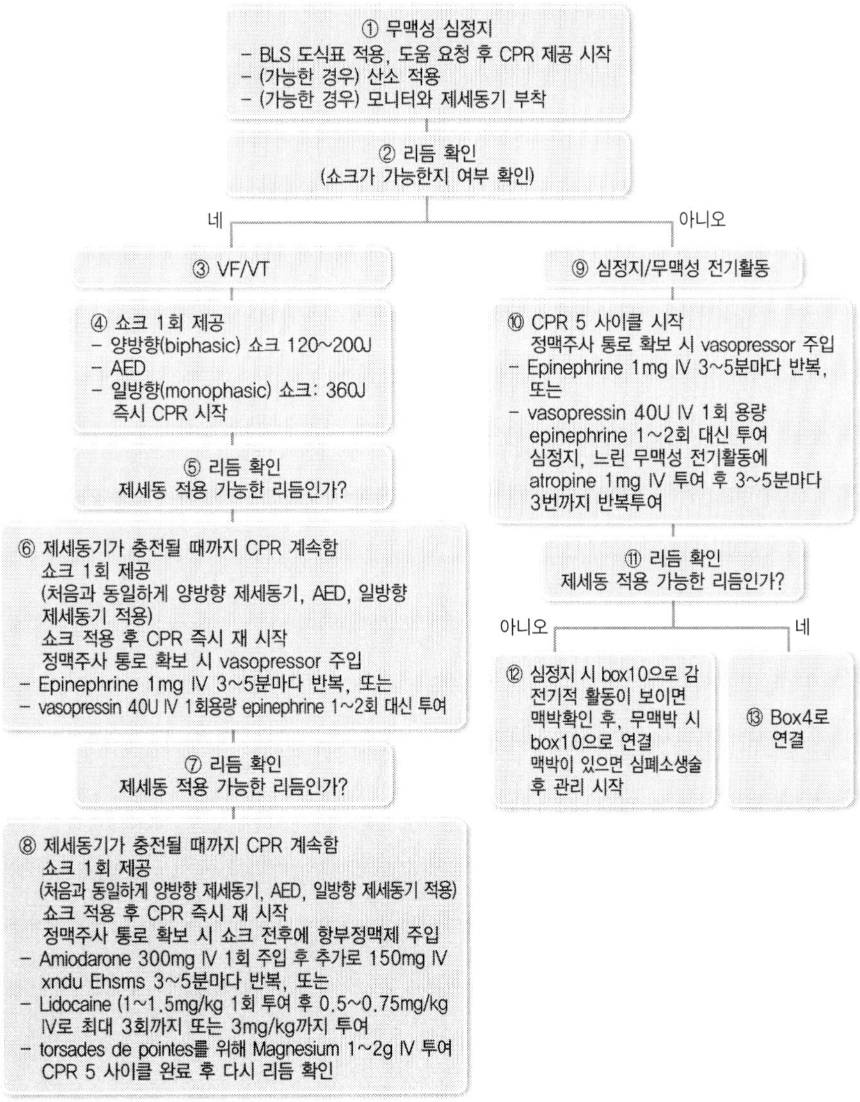

▶ 그림 22-6 무맥성 심정지 시 치료과정 알고리듬

- 정맥로로 주입했을 때에 비해 낮은 혈중농도를 보인다.
- 정확한 약리학적 효과를 기대하기 위해서는 정맥주사로 또는 골내 주사로가 추천된다.
- 주사로 확보가 안 되면 에피네프린, 바소프레신, 리도카인 등을 기관 내로 투여할 수 있으며 정맥로 투입용량의 2~2.5배를 투여한다.
- 권고용량을 5~10mL의 증류수나 생리식염수에 희석시켜 기관 내 주입한다.

표 22-3 심정지 시 투여 약물

유형	약물	효과
혈관수축제	에피네프린	• α-아드레날린 효과: 관상동맥관류압과 뇌관류압 증가시킴 • 매 3~5분마다 1mg을 정맥 또는 골내 투여 * 주의: 심근부하 증가 및 심내막하 관류를 낮춤
	바소프레신	• 비 아드레날린성 말초혈관수축제: 관상동맥과 신장혈관의 수축을 유발함 • 심정지 시 첫 번째, 두 번째 에피네프린 투여 대신 바소프레신 40unit을 정맥 또는 골내주사로 1회 투여
항부정맥제	아미오다론	• α-, β- 아드레날린 차단효과: 제세동과 심폐소생술, 혈관수축제에 반응이 없는 심실세동/무맥성 심실빈맥의 치료에 사용함(300mg 또는 5mg/kg 투여 후 150mg 1회 더 투여가능)
	리도카인	• 제세동에 반응하지 않거나 제세동 이후 반복되는 불응성 심실세동/무맥성 심실빈맥 환자에게 투여 • 아미오다론을 대치하여 첫 용량 1~1.5mg/kg을 정주한 후 5~10분 간격으로 최대 3mg/kg까지 투여
	황산마그네슘	• QT 간격을 연장하므로 torsades de pointes 등과 같은 심실빈맥에서 효과 • 1~2g을 10mL 5% DW에 희석하여 정맥 또는 골내투여

표 22-4 심정지 시 관례적인 사용을 권하지 않는 약물 및 시술

약물 및 시술	비고
아트로핀	• 심박수 저하와 방실결절 차단에 사용됨 • 무수축이나 서맥성 무맥성 심정지시 효과에 대한 근거없음
중탄산염나트륨	• 대사성 산증의 산염기균형 회복을 위해 투여되었으나 연구결과 심정지 시 사용에 대해서는 생존율에 도움이 되지 않으며 오히려 예후가 나빠짐 • 전신혈관저항을 낮추어 관상동맥관류압 감소됨. 투여 시 이산화탄소가 생성되어 심근세포와 뇌세포에서 세포내 산증 유발 • 카테콜라민과 함께 투여되면 카테콜라민을 불활성화 시킴
칼슘	• 심정지 시 자발순환 회복에 효과가 있다는 연구결과도 있으나 생존율을 높이는 근거가 없어 관례적 투여가 권고되지 않음
혈전용해제	• 관상동맥 근위부의 완전폐쇄가 의심되는 관상동맥혈전증과 생명을 위협하는 폐색전증에 사용됨 • 심정지 시 관례적 사용금지
인공심장박동 조율	• 심정지 시 생존율에 대한 효과 근거없음
전가슴충격 (precordial thump)	• 제세동을 즉시 할 수 없는 상황에서 목격한 불안정한 심실빈맥에 적용 • 무맥성 심실빈맥에 효과가 있다는 연구도 있으나, 심실빈맥을 오히려 심실세동으로 악화 또는 무수축을 유발한다는 보고도 있음. 심폐소생술이나 제세동에 우선할 수 없음

3) 연령에 따른 고려

(1) 1세 이상 소아에서는 심정지의 가장 흔한 원인이 외상이며, 신생아와 영아(1세 미만)에서는 호흡부전, 영아 돌연사 증후군이 심정지의 주 원인이므로 예방이 중요하다.

(2) 소아에서 심정지 의심 시 발견 즉시 신고를 하고, 10초 이내에 경동맥이나 대퇴동맥에서 맥박을 확인 후 심폐소생술을 가슴압박 30 : 인공호흡 2의 비율로 반복한다. 머리 젖히고 턱들기 방법을 이용하여 기도를 열어준다. 가슴압박은 흉골 아래 1/2 부분을 한손 또는 두손의 손꿈치를 이용하여 적어도 분당 100회의 속도로 5cm의 깊이를 압박하여야 한다. 소아에게는 입-입 인공호흡 방법을 사용한다. 자동제세동기가 도착하면 소아용 충격량 감쇠기가 있는지 확인 후 적용한다(▶그림 22-7).

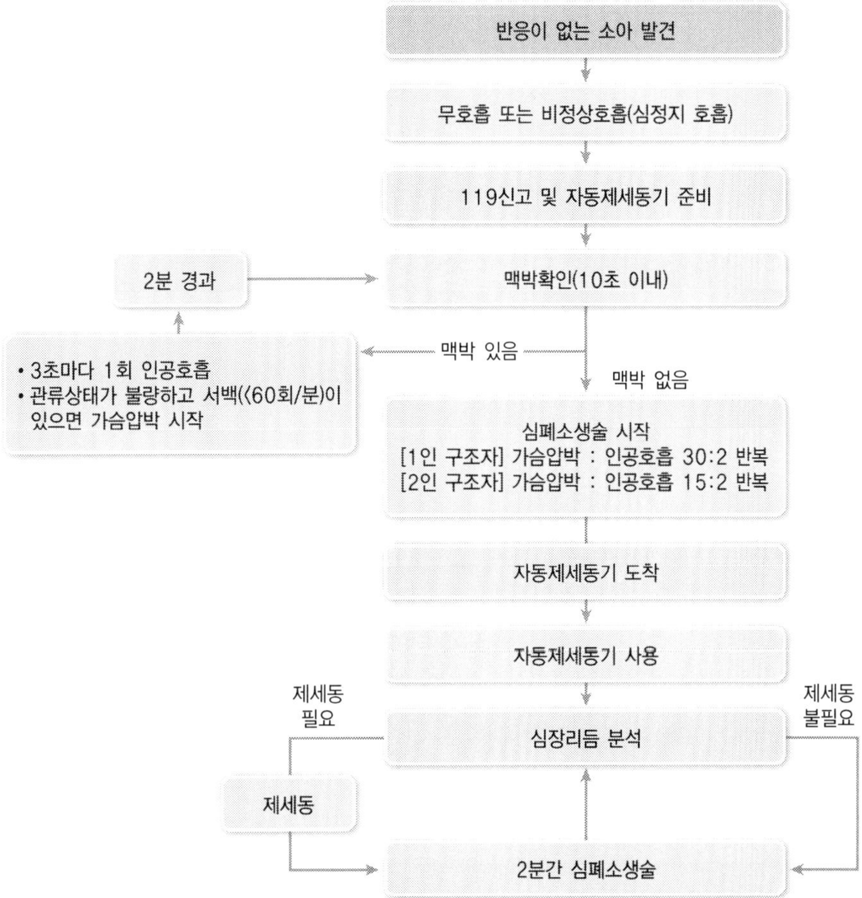

▶ 그림 22-7 영아 및 소아를 위한 기본 심폐소생술 흐름도

(3) 1세 미만의 영아가 반응이 없고 호흡과 맥박이 없다면 두 손가락으로 젖꼭지 연결선 바로 아래의 흉골을 4cm 깊이(흉곽 전후 직경의 1/3 깊이)로 압박한다. 혼자 있을 때는 두 손가락 가슴압박법을 사용하며, 구조자가 2인 이상이면 양손 감싼 두 엄지 가슴압박법을 적용한다. 영아에게 인공호흡을 할 때는 입과 코를 한꺼번에 막거나 그것이 어려우면 입-입 또는 입-코 인공호흡을 한다. 영아나 소아 심폐소생술에서는 기도를 열고 적절하게 인공호흡을 하는 것이 매우 중요하다. 영아에서 제세동 필요리듬을 확인한 경우 수동제세동기를 첫 에너지 2J/kg, 두 번째 에너지 4J/kg으로 적용한다.

대상자 교육

1) 대상자와 가족에게 심폐소생술에 대한 자율권을 주고 올바른 결정을 내릴 수 있도록 충분한 정보를 제공한다.
2) 심폐소생술을 해야 할 상황이 오기 전에 심폐소생술 포기 여부, 치료에 대한 위임 등의 상황을 미리 결정하도록 한다.

제 6 부

전기적 술기

제23장 심장율동전환술

정의

동시성 심장율동전환술(synchronized cardioversion)은 심장에 전류를 가하여 정상적인 심장리듬을 회복하도록 하는 것이다.

적응증

1) 심실성 빈맥
- 산소와 항 부정맥제제를 투약하였으나 효과가 없는 경우
- 빈맥과 함께 흉통, 호흡곤란, 의식수준 저하, 저혈압(90mmHg 미만의 수축기 혈압), 폐울혈, 울혈성 심부전, 허혈 혹은 경색증이 발생하였을 때
- 심실맥박수가 분당 150회 이상인 경우

2) **발작성 심실상빈맥**: 약물요법이나 미주신경 자극으로 치료하지 못한 경우
3) **심방세동과 심방조동**: 심실반응이 100회 이상이며, 임상적 증상을 동반한 심방세동 또는 심방조동의 치료로 고려할 수 있음

금기증 및 주의사항

1) 기도 보호가 필요할 수 있다. 특히 대상자가 의식이 없을 때 주의한다. 기관내삽관 기구와 물품을 즉시 사용할 수 있도록 비치해야 한다.
2) 혈역동학적인 상태를 지속적으로 모니터한다. 갑작스럽게 상태가 악화되는 경우, 즉시 동시성 혹은 비 동시성 율동전환술을 실시할 수 있도록 대비한다.
3) 대상자 상태가 허락하면 진정제와 진통제를 사전에 투여한다.
4) 가슴에 붙어있는 니트로글리세린 연고나 패치는 전류를 잘못된 방향으로 흐르게 할 수 있으므로 제거한다.
5) 디곡신이나 키니딘 중독은 심장율동전환술 후 심실성 빈맥과 심실세동의 위험을 증가시킨다. 디곡신을 복용하는 환자는 50J 미만의 낮은 에너지로 심장율동전환술을 하는 것이 안전하다.

6) 전해질 불균형은 심장율동전환술을 시도하기 전에 교정한다. 특히 저칼륨혈증과 저마그네슘혈증은 심장율동전환술 후 위험한 부정맥을 초래할 수 있다.
7) 부정맥이 발생한 지 48시간 이상 경과된 심방세동이나 심방조동의 경우 심장율동전환술을 시행하면 심장벽 혈전의 위험이 있기 때문에 일차 치료법으로 사용하지 않는다.
8) 가능하면 심장율동전환술을 하기 전에 정맥로를 확보한다.
9) 만약 대상자가 영구적 심박조절기나 이식형 제세동기(implanted cardioverter-defibrillater; ICD)를 가지고 있다면 제세동기의 패들이나 전극을 이식장치로부터 적어도 1인치 떨어지게 놓는다.

준비물

☑ 심장 모니터 혹은 제세동기
☑ 심전도 전극 및 케이블
☑ 일회용 제세동 전극 또는 패들
☑ 제세동 젤 또는 패드
☑ 심폐소생술 장비

대상자 준비

1) 대상자의 상태가 허용되면 12 사지 표준 심전도를 찍는다. 대상자에게 방광을 비우도록 하고, 의치는 기도폐색을 일으키지 않도록 제거한다.
2) 진정제나 진통제를 하나 혹은 두 가지 모두 투여한다.
3) 대상자 가슴에 붙어있는 경피용 패취나 연고는 제거한다.
4) 대상자를 물기나 금속이 없는 바닥으로 이동시킨다.

절차

1) 모니터나 제세동기를 켠다.
2) 전극을 부착하고 모니터에 대상자의 심장리듬이 잘 보이는지 확인한다.
3) 'SYNC' 버튼을 눌러 동시성(synchronized) 모드가 작동하도록 한다. 어떤 제세동기는 제세동 작동 후에 자동적으로 비 동시성 모드로 돌아가도록 세팅되어 있

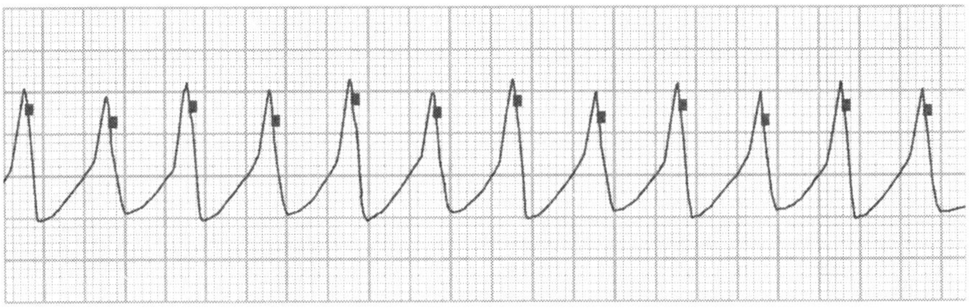

▶ 그림 23-1 QRS군 위의 'SYNC' 표시

으며, 어떤 기계는 비 동시성 카운터 쇼크를 전달하기 위해 동시성 모드를 해제해야 할 수도 있다.

4) 심전도의 QRS군 위에 표시가 되어 있는지 확인한다. 이는 제세동기가 'SYNC' 모드임을 의미한다(▶그림 23-1).
5) QRS군 위에 정확하게 'SYNC' 표시가 나타나게 하기 위해 모니터 상에서 R 파를 조정한다.
6) 필요한 에너지를 선택한 뒤 제세동기를 충전한다.
7) 대상자 흉부에 패들이나 전극을 부착한다(▶그림 23-2).
   (1) 제세동 전극: 일회용 제세동 전극에는 젤이 발라져 있다. 하나의 전극은 쇄골 아래 흉골의 상부 1/3 지점 우측에, 다른 전극은 좌측 액와 아래 유두선에 부착한다. 또한 전 · 후 부착도 가능한데, 전방 전극은 명치 부위에 놓고, 후방 전극은 좌측 견갑골 선상에 부착한다.
   (2) 패들: 단단한 패들에 젤을 바르고 젤을 골고루 퍼지게 하기 위해 2개의 패들을 서로 문지른다. 패들을 올바른 위치에 놓고 11~14kg 정도의 힘으로 눌러

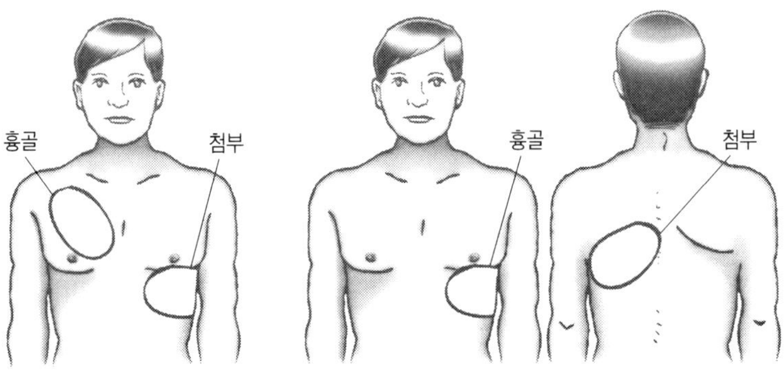

▶ **그림 23-2 제세동 전극과 패들의 부착 부위.** 심첨부-흉골 전극 위치법과 전-후 전극 위치법.

흉벽과 패들이 최대한 밀착되도록 한다. 2개의 패들 사이에 젤이 흘러 연결되지 않도록 해야 하는데 그 이유는 젤을 따라 전류가 흐를 수 있기 때문이다.

8) 제세동기를 충전한 뒤에 "하나, 둘, 셋" 이라고 크게 외치면서 대상자와 직접 혹은 간접적으로 닿은 사람은 없는지 눈으로 확인한다.
9) 방전단추를 동시에 눌러 카운터 쇼크를 전달한다. 방전이 일어날 때까지 잠시 누르고 있는다.
10) 모니터를 확인한다. 부정맥이 지속되면 에너지를 올려 가며 전기충격을 다시 준다. 충격을 준 다음에는 매번 'SYNC' 모드로 리셋해야 한다. 그 이유는 어떤 제세동기는 각 방전 후에 비 동시성 모드로 돌아가도록 설정되어 있기 때문이다.
11) 율동전환에 성공하면 대상자의 활력징후와 심전도 리듬을 기록한다.

연령에 따른 고려사항

1) 빈맥을 보이는 소아의 경우 젖을 잘 빨지 못하거나 빈호흡, 창백, 기면 등이 나타날 수 있다.
2) 아동의 경우 최초 에너지를 체중 1kg당 0.5~1J로 설정하고 반복하는 경우 2배로 늘린다.
3) 아동에서 동시성 율동전환술을 하는 가장 흔한 원인은 발작성 심실상빈맥이다. 아동에게는 선천성 심질환이나 류마티스성 심질환 혹은 확장성 심근병증과 연관되어 심실빈맥과 심방세동 및 심방조동이 자주 일어난다.
4) 정맥로가 확보되어 있으면 소아의 경우 심실상빈맥을 치료하기 위해 심장율동전환술을 하기 전에 아데노신의 투여를 고려한다.
5) 체중이 10kg 이상인 유아와 아동에게는 성인용 패들이나 전극을 사용하는데, 그 이유는 작은 아동용 전극이 흉부에서의 저항을 증가시키기 때문이다.
6) 영아와 아동에게는 전극 혹은 패들 사이에 적어도 2~4cm의 간격을 유지한다.
7) 패들을 사용할 경우 흉벽에 밀착되도록 패들에 충분한 압력을 가한다.
8) 신생아의 경우 옆으로 눕혀 패들을 흉부의 전후에 부착한다.

합병증

1) QRS군의 대한 감지가 부족하여 적절한 시간에 전류가 방출되지 않을 수 있다.

이 경우 심실빈맥이나 심실세동이 초래될 수 있는데, 특히 T 파 위에 전류가 전달되면 가능성은 더욱 커진다. 만약 심실세동이 발생하면 이상파형 120~200J 또는 단상파형 360J로 비 동시성 카운터 쇼크를 즉시 전달한다.

2) 전도물질인 젤이 부족하거나 과하면 화상을 입을 수 있다. 패들을 올바른 위치에 놓고 적절한 압력으로 누르면 화상의 위험을 줄일 수 있다. 특히 화상의 위험은 전기충격을 여러 번 전달하는 경우 증가한다.
3) 색전증은 만성 심방세동환자에서 드물게 발생하는 합병증으로 율동전환술을 시도하기 전에 항 응고요법을 제공하면 색전증의 위험을 줄일 수 있다.
4) 색전성 뇌졸중은 율동전환술 후에 드물게 발생한다. 48시간 이상 경과된 심방세동에서 동시성 율동전환술을 하는 경우 뇌졸중의 위험이 증가한다.
5) 주변에서 지켜보던 사람도 에너지가 방출되는 동안 대상자와 접촉하거나 침대에 닿게 되면 피부에 화상을 입거나 심실세동이 발생할 수 있다.
6) 어떤 대상자들은 근육통을 호소하기도 한다.
7) 가끔 일시적으로 크레아틴인산활성효소(CPK), 락트산탈수소효소(LDH), 아스파르테이트아미노전달효소(AST)가 상승하기도 한다.
8) 율동전환술 후 일시적으로 ST 분절이 상승하기도 하지만 보통 5분 내 사라진다.

대상자 교육

1) 대상자에게 적은 양의 전류가 심장에 전달되며, 여러 차례 시도될 수 있음을 알려준다.
2) 대상자에게 깨어있는 동안 이 시술이 행해진다는 것을 알려줘야 한다(전신마취를 하지 않는다면). 대상자를 이완시키고 약간 졸리운 상태로 유지하기 위해 진정제를 투여한다.
3) 대상자들은 쇼크가 어떤 느낌을 주는지 알고싶어 한다. 어떤 대상자들은 짧지만 매우 날카로운 통증을 느낀다. 진정제를 투여하면 이러한 통증기억이 사라진다.
4) 시술 후 피부 발적과 흉곽에 약간의 통증이 남기도 한다고 알려준다.
5) 응급실에서 바로 퇴원하는 대상자에게는 흉통이나 호흡곤란, 하지부종, 어지럼증, 쇠약 혹은 시력이나 언어기능의 변화가 나타나면 응급실에 즉시 내원하도록 교육한다.

제24장 제세동술

정의

제세동술(defibrillation)은 전기충격을 가하여 세동을 중단시키고 정상적인 심장 리듬을 회복하도록 하는 것이며, 일명 비 동시성 율동전환술이라고도 한다.

적응증

1) 심실세동
2) 무수축성 심실빈맥

금기증 및 주의사항

1) 신속한 제세동은 대상자의 생존율을 증가시키는 데 필수적이다. 1분이 경과할 때마다 제세동의 성공률은 7~10%씩 감소한다.
2) 제세동의 성공 여부는 심근의 대사상태에 달려 있는데, 저체온증, 저산소증, 산독증, 전해질 불균형 등이 영향을 미친다.
3) 흉부의 저항이 제세동의 성공 여부에 영향을 미칠 수 있다. 저항에 영향을 미치는 요인은 다음과 같다:
   (1) 에너지 수준: 전류가 많이 흐를수록 에너지 수준은 높아진다. 미국 심장학회에서는 제세동기가 단상파형인 경우 첫 번째 제세동을 360J, 이상파형인 경우 120~200J에서 하도록 권장하고 있다. 제세동 후에는 맥박 확인이나 리듬 분석을 시행하지 않고 바로 2분간 심폐소생술을 시행한 후에 심전도를 분석하여 적응증이 되면 제세동을 반복한다.
   (2) 전극 혹은 패들 사이즈: 성인의 제세동 전극 혹은 패들의 적정 직경은 8.5~12cm이다.
   (3) 전극과 패들을 올바른 위치에 놓는 것도 제세동의 성공 여부를 결정하는 중요한 요인이다.
   (4) 쇼크가 여러 번 전달될수록, 쇼크 간 간격이 짧아질수록 흉부 교류저항이 감소한다.

(5) 호기에 맞추어 전기충격을 전달하면 저항을 낮출 수 있다.
(6) 전도성 젤의 올바른 사용이 흉부저항을 낮춘다. 젤을 너무 적게 사용하면 피부화상을 일으키고 너무 많이 사용하면 패들 사이에 전류가 흐르게 된다.
(7) 일회용 제세동기 전극에는 전도물질인 젤이 이미 코팅되어 있다.

4) 대상자의 흉부에 니트로글리세린 연고나 패치가 있으면 전류가 부적절하게 흐를 수 있으므로 제거한다.
5) 제세동 전극은 심장 박동조율기의 본체로부터 적어도 1인치 이상 떨어진 곳에 부착한다. 발전기가 있는 본체에 전기 충격이 가해지면 심장 박동조율기가 손상을 받을 수 있다. 또한 박동조율기의 발전기가 제세동 시 방출된 전류를 흡수하여 제세동의 성공확률을 낮출 수도 있다.
6) 비 침습적 조율을 하는 동안 제세동이 필요할 수도 있다. 이 경우 외부에서 제세동을 제공하기 전에 심장 박동조율기를 꺼야 한다.
7) 이식형 제세동기는 심실세동이나 심실성 빈맥의 위험이 높은 대상자에게 삽입하는 전기장치이다. 이식형 제세동기는 대상자의 심장리듬을 모니터하다가 심실세동이나 심실빈맥이 발생하면 자동으로 율동전환술을 실시하도록 설정되어 있다. 만약 이식형 제세동기가 장착되어 있음에도 불구하고 심실세동이나 심실빈맥이 나타나면 즉시 외부에서 전기충격을 전달하여 율동전환이 될 수 있도록 해야 한다. 이때 패들이나 전극을 이식형 제세동기로부터 1인치 이상 떨어진 곳에 놓도록 한다. 만약 200J로 계속 전기충격을 가해도 율동전환에 실패하면 패들이나 전극의 위치를 다른 곳으로 변경한다.

준비물

- ☑ 심장 모니터 제세동기
- ☑ 심전도 전극
- ☑ 심전도 케이블
- ☑ 스트립 차트 기록기
- ☑ 스트립 차트 기록용지
- ☑ 일회용 제세동 전극 혹은 단단한 패들
- ☑ 제세동용 젤 혹은 패드(패들이 사용되는 경우)

대상자 준비

1) 대상자를 물기나 금속이 없는 바닥으로 이동시킨다.
2) 전기충격을 가하기 전에 심장리듬을 기록해둔다.

절차

1) 제세동을 하기 전에 심전도 전극 I, II, III에 심실세동이나 무수축성 심실빈맥이 있는지 확인한다.
2) 제세동기의 전원을 켜고 'SYNC' 버튼을 반드시 끈다.
3) 에너지 수준을 정한다. 첫 번째 시도는 이상파형 제세동기인 경우 120~200J, 단상파형 제세동기는 360J에서 실시한다.
4) 제세동기를 충전한다.
5) 제세동기 패들이나 전극을 부착할 위치를 확인한다(▶그림 24-1).
   (1) 패들: 단단한 패들 위에 젤을 바르고 젤을 골고루 퍼지게 하기 위해 2개의 패들을 서로 문지른다. 패들을 올바른 위치에 놓고 11~14kg 정도의 힘으로 눌러 흉벽과 패들이 최대한 밀착되도록 한다. 2개의 패들 사이에 젤이 흘러 연결되지 않도록 해야 하는데, 그 이유는 젤을 따라 에너지가 흐를 수 있기 때문이다.
   (2) 제세동 전극: 일회용 제세동 전극에는 이미 젤이 발라져 있다. 미국 심장학회에서는 한 전극은 흉골의 상부 1/3 지점의 우측에, 다른 전극은 좌측 액와 아래 유두선보다 아래에 놓도록 권장한다. 또한 전-후 전극 위치법도 가능한

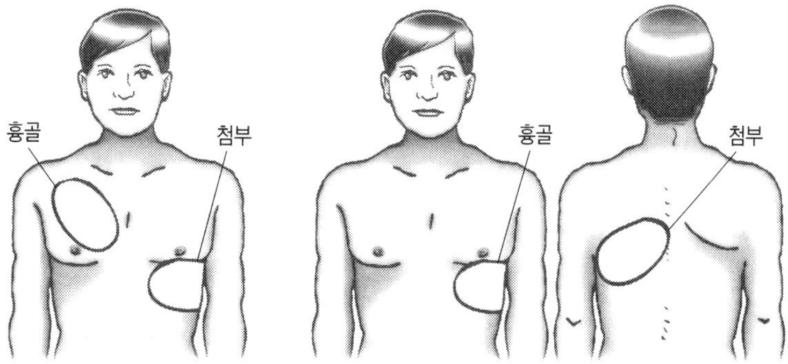

▶ **그림 24-1 패들 또는 전극 부착 부위.** 심첨부-흉골 전극 위치법과 전-후 전극 위치법.

데 전방의 전극은 명치 부위에 놓고 후방의 전극은 견갑골의 하각에 위치한 좌측 견갑골 선상에 놓는다. 흉벽에 부착하기 전에 전극의 위치가 올바른지를 확인한다.

6) "하나, 둘, 셋" 이라고 외치면서 대상자와 직접 혹은 간접적으로 닿은 사람은 있는지 눈으로 확인한다.
7) 방전단추를 동시에 눌러 카운터 쇼크를 전달한다. 방전이 일어날 때까지 누르고 있는다.
8) 즉시 2분간 혹은 5주기 심폐소생술을 시행한다.
9) 심전도 리듬을 확인한다. 심실세동과 무수축성 심실빈맥이 계속되면 두 번째 제세동을 하고 다시 2분간 심폐소생술을 시행한다. 두 번째 제세동으로도 실패하면 세 번째 제세동을 시행하고 전문 심장소생술을 실시한다.

연령에 따른 고려사항

1) 영아나 어린이에게는 심실세동이 드물게 나타날 수 있다. 이 경우 첫 번째 제세동 에너지를 체중 1kg당 2J로 설정하고 반복하는 경우 두 배로 늘린다.
2) 체중이 10kg 이상인 유아와 어린이에게는 성인용 패들이나 전극을 사용하는데, 그 이유는 작은 어린이용 전극을 사용할 경우 흉부의 저항이 증가할 수 있기 때문이다.
3) 영아와 어린이에게 제세동을 할 경우 전극이나 패들 사이즈에 상관없이 서로 닿지 않도록 해야 한다.
4) 패들을 사용할 때는 흉벽에 밀착되도록 패들에 충분한 압력을 가한다.
5) 신생아에게는 전후 위치법을 사용할 수 있다.

합병증

1) 젤을 부적절하게 사용하거나 전기충격을 여러 번 전달하는 경우 피부자극, 발적, 화상 등이 발생할 수 있다.
2) 제세동용 젤이 흉벽을 따라 흐르면 전류가 발생할 수 있다.
3) 제세동을 실시하는 동안 대상자와 직접 혹은 간접적으로 접촉하는 사람은 피부에 화상을 입거나 심실세동이 발생할 수도 있다.

제25장 경피적 심박조율술

정의

경피적 심박조율술(transcutaneous cardiac pacing)은 피부에 부착된 전극을 통해 심장에 전기적 자극을 가함으로써 심장에 탈분극을 유도하는 것으로, 비 침습적 심박조율술, 체외 심박조율술, 전 흉부 심장조율술, 일시적 조율술, 체외 경흉부조율술 등으로 알려져 있다.

적응증

1) 혈역동학적으로 불안정한 서맥
  (1) 혈역동학적으로 불안정한 증상 및 징후에는 80mmHg 미만의 수축기 혈압, 의식의 변화, 협심증, 심근경색증, 흉통, 호흡곤란, 울혈성 심부전, 폐수종 등이 포함된다.
  (2) 경피적 심박조율술과 약물요법을 동시에 시행함으로써 환자를 빠르게 안정시킬 수 있다.
  (3) 경피적 심박조율술은 방실차단의 위험이 높은 환자에게 예방적인 목적으로 사용할 수 있다.
  (4) 경피적 심박조율술은 서맥성 무수축 심정지치료법으로는 더 이상 권장하지 않는다(AHA, 2005).

2) 생명을 위협하는 서맥의존성 심실성 리듬을 보이는 심근경색증
3) 약물요법이나 심장 율동전환술에 반응을 보이지 않는 심실상 빈맥과 심실성 빈맥

금기증 및 주의사항

1) 미세한 심실세동을 무 수축으로 잘못 판독하는 경우 부적절한 조율을 초래할 수 있다.
2) 중등도의 저체온증의 경우 대사율의 감소로 인한 생리적 반응으로 서맥이 나타날 수 있으므로 경피적 심박조율술은 금기이다.

3) 20분 이상 경과된 무수축 심정지 환자에게는 성공률이 낮기 때문에 역시 금기이다.
4) 혈역동학적으로 안정된 무 증상의 서맥 환자에게도 불필요하다. 대신 조율패드를 부착시키고 대기모드로 설정하여 심근허혈로 인한 심장블럭같은 갑작스런 악화에 대비하는 것이 좋다.

준비물

- ☑ 심박조율기/모니터(제세동기)
- ☑ 조율 케이블
- ☑ 조율 전극
- ☑ 심전도 케이블
- ☑ 심전도 전극
- ☑ 모니터 기록용지
- ☑ 전문 심폐소생술 물품
- ☑ 진정제 혹은 진통제

대상자 준비

1) 의식이 있는 대상자에게는 절차를 설명하고 심박조율술의 효과에 대해 설명해준다. 심박조율술과 관련된 불편감을 포함하여 경험할 수 있는 감각을 설명해주고 진정제나 진통제를 투여할 수 있음을 알려준다.
2) 경피적 심박조율술을 하는 경우 피부가 화끈거리거나 골격근 수축같은 불편감이 있을 수 있다. 이 때문에 의식이 있는 대상자에게는 조율하기 전에 미다졸람 같은 약물로 진정시킨다.
3) 심전도 전극을 깨끗하고 건조한 피부에 부착한다. Lead II가 비교적 뚜렷한 조율 박동을 보여준다. 심전도 케이블을 심박동기에 연결한다.
4) 활력증상과 함께 기본 심전도 리듬을 기록해둔다.

절차

1) 전극을 심첨부-흉골 위치법(▶그림 25-1)과 전-후 위치법(▶그림 25-2)으로 부착한다. 보통 음극의 전극을 전흉벽의 흉골연에, 양극의 전극은 좌측 견갑골 부위

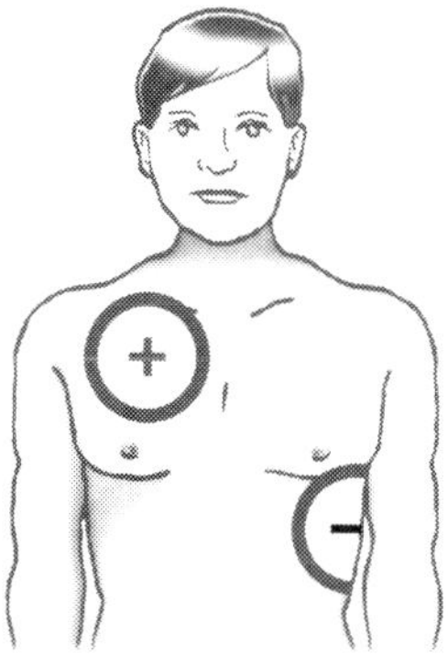

▶ **그림 25-1 심첨부-흉골 전극 위치법.** 여성의 경우 음극을 유방 아래에 부착함.

에 부착한다. 피부는 비누와 물로 닦아 로션이나 연고를 제거하고 깨끗이 말린다. 전극을 배액관, 드레싱, 심전도 전극, 삽입형 제세동기, 심박동기 혹은 약물 패취 위에 부착해서는 안 된다. 전극을 붙일 때에는 접착면을 넓히기 위하여 전극을 피부에 완전히 밀착시켜야 한다. 이를 위해 전극의 가운데부터 바깥쪽으로 부착해야 전극과 피부 사이에 공기가 들어가는 것을 예방할 수 있다.

2) 조율모드는 수요형 혹은 비 수요형 중에 선택한다. 어떤 심박동기는 심전도를 연결하면 자동으로 수요형으로 되고, 심전도 전극이나 케이블을 제거하면 '비 수요형' 으로 바뀐다.
   (1) 수요형 모드: 수요형 모드는 환자가 기본 리듬을 갖고 있을 때 사용한다. 심박동기는 환자의 심박동수가 설정된 수보다 떨어질 때 조율자극을 보낸다. 환자의 R 파를 정확히 감지해야 한다. 어떤 심박동기는 감지한 자극을 표시한다. 심전도의 증폭을 증가시킴으로써 모든 R 파가 보이도록 한다.

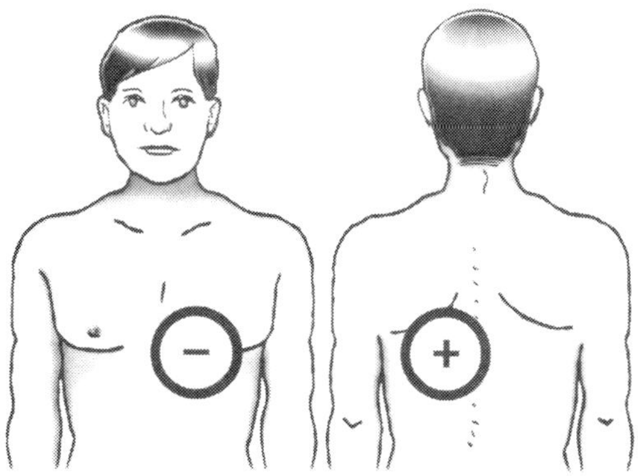

▶ **그림 25-2 전-후 전극 위치법.** 여성의 경우 음극을 유방 아래에 부착함.

(2) 비 수요형 모드: 이 모드는 환자가 어떤 기본 리듬을 갖고 있지 않거나 심전도를 확인할 수 없을 때 응급상황에서만 사용해야 한다. 이 모드에서 심박동기는 환자의 리듬을 무시하고 설정된 횟수로 조율자극을 보낸다. 그러나 심실이 재분극되는 동안 조율자극이 전달되면 치명적인 부정맥이 발생할 수 있다.

3) 조율횟수를 선택한다. 보통 60~100회로 설정한다.

4) 출력(mA)을 '0' 에 맞추고 심박동기를 켠다.

(1) 심정지는 아니나 혈역동학적으로 불안정한 서맥 환자에게는 출력을 0mA로 시작하여 포획이 확인될 때까지 서서히 증가시킨다. 전기적 포획은 페이서 스파이크(pacer spike)에 이어 넓은 QRS(0.12초 이상)와 넓은 T 파가 따르는 것으로 확인한다(▶그림 25-3). 포획역치는 40~80mA이며, 유지출력은 역치보다 10% 높게 설정한다.

(2) 심정지 환자에게는 심박동기를 켰을 때 출력을 최고로 설정해야 한다. 심박동수의 포획이 최고 수준의 에너지에서 이루어지면 포획이 없어질 때까지 출력을 줄였다가 다시 포획에너지의 110%까지 증가시킨다.

5) 저산소증, 산독증, 심낭삼출액, 심낭압전의 경우 포획 역치가 높게 나타날 수 있다. 심전도 신호가 왜곡되면 전기 포획을 찾기 어렵다(▶그림 25-4). 전류가 강해지면 artifact의 크기도 증가한다. 가끔 모니터하고 있는 사지유도를 바꾸면 심전도 신호의 왜곡을 최소화할 수 있다.

6) 맥박을 촉지함으로써 기계적 포획 여부를 사정한다. 기계적 포획을 확인하는 데 도플러나 맥박산소측정기 등이 도움이 된다.

7) 심박동기 리듬을 보여주는 전기적 포획을 기록하고, 활력증상과 함께 기계적 포획도 기록한다.

8) 환자의 안위수준을 확인한다. 대부분의 환자는 50mA 이상의 전류가 흐르는 것

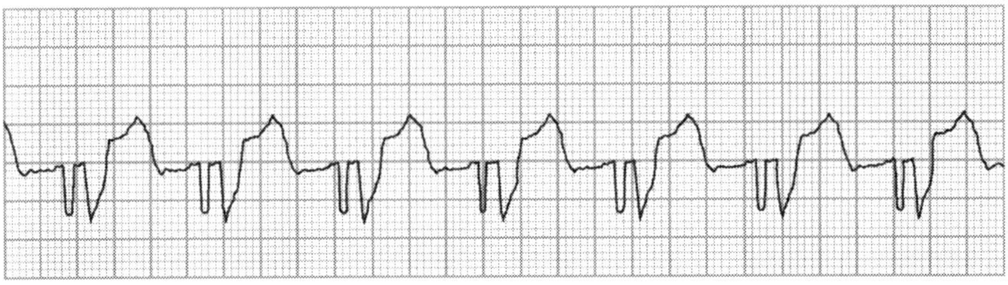

▶ **그림 25-3 전기적 포획**. 페이서 스파이크 뒤에 넓은 QRS가 따라 옴.

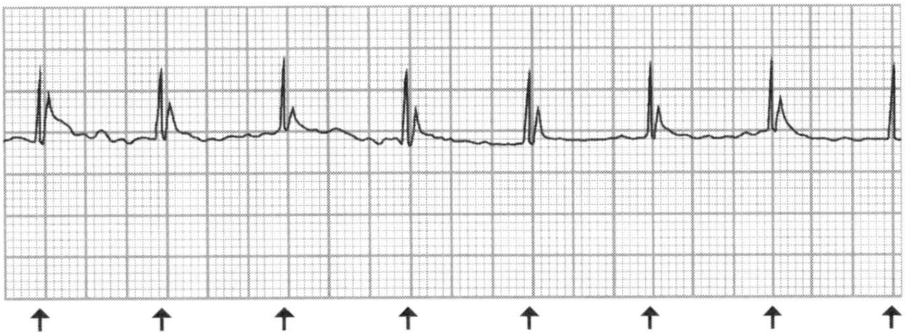

▶ **그림 25-4 신호 왜곡.** artifact 앞에 오는 페이서 스파이크는 전기적 포획과 구별되어야 함.

을 견디기 힘들어 한다. 의식이 있는 환자에게는 안정제와 진통제를 투여해야 한다.

9) 경피적 심박조율술은 좀 더 확실한 치료법의 교량 역할을 한다. 경정맥 심박동기 삽입을 위한 환자 준비를 해야 한다.

연령에 따른 고려

1) 보통 소아에서의 심한 서맥은 기도폐색이나 호흡부전의 결과이므로 약물이나 심박조율을 하기 전에 원인교정을 해야 한다.
2) 조율이 필요함을 시사하는 최소 심박동수는 다음과 같다.
   (1) 영아: 55회 미만
   (2) 소아: 45~50회 미만
   (3) 청소년: 40회 미만

3) 선천성 심질환이나 류마티스성 심질환으로 서맥을 보이는 소아에게 일시적 심박조율술을 고려한다.
4) 성인과 마찬가지로 조율을 하는 동안의 불편감은 큰 단점이다. 그러므로 진정제 투여와 인공환기가 고려되어야 한다.
5) 15kg 미만의 환자에게는 작은 크기의 전극을 사용한다. 그러나 전극이 작으면 작을수록 저항은 커진다. 그러므로 참을 수만 있다면 좀 더 큰 전극을 사용하는 것이 좋다.
6) 전극부착 위치는 성인과 다르지 않다. 전극을 만지지 않도록 하기 위해 영아와 소아에게는 좀 더 작은 전극과 전-후 위치법에 의한 전극 부착이 필요할 수 있다.

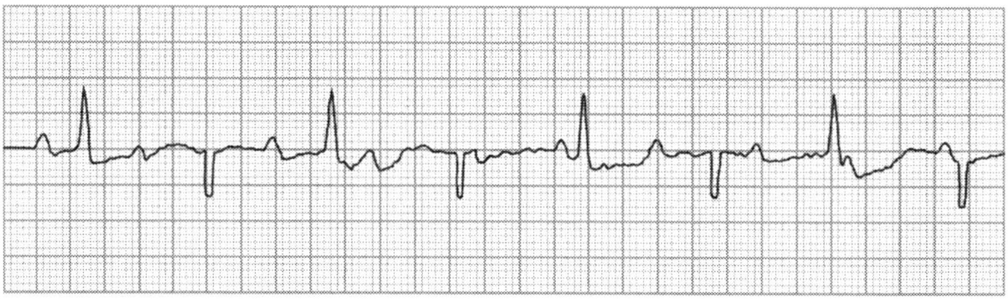

▶ **그림 25-5 포획부전.** 완전심장차단 환자에서는 조율자극이 포획될 수 없음.

7) 소아의 경우 경피적 심박조율술을 30분 이상 시도하는 경우 피부손상의 위험이 높다. 신생아와 유아의 경우 피부손상 증상이 나타나지 않는지 패드 밑부분을 정기적으로 관찰한다.

합병증

1) **포획부전**: 페이서 스파이크에 이어 넓은 간격의 QRS가 뒤따르지 않을 때 포획부전이 분명하다(▶ 그림 25-5). 포획역치는 시간이 지나면서 변하기 때문에, 특히 환자가 심박동기에 의존적일 때 자주 확인해야 한다.
2) **과소감지**: 심박동기가 환자의 QRS를 감지하지 못해 과소감지가 일어난다. 감지부전은 조율리듬과 환자리듬 간의 경쟁으로 인해, 그리고 QRS와 페이서 스파이크 간의 간격이 좁아 발생한다(▶ 그림 25-6). 만약 심박동기가 모든 QRS를 인식하지 못하면 마치 비 동시성 모드인 것처럼 작동하게 된다.

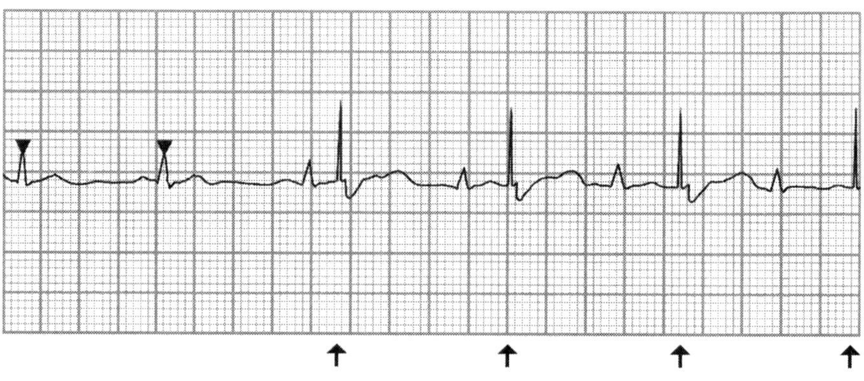

▶ **그림 25-6 과소감지.** 처음 두 QRS는 감지되었지만, 나머지 QRS의 진폭은 감지되기에 충분치 않음. 설정된 조율 박동수보다 환자의 박동수가 빠르지만 심박동기가 작동함.

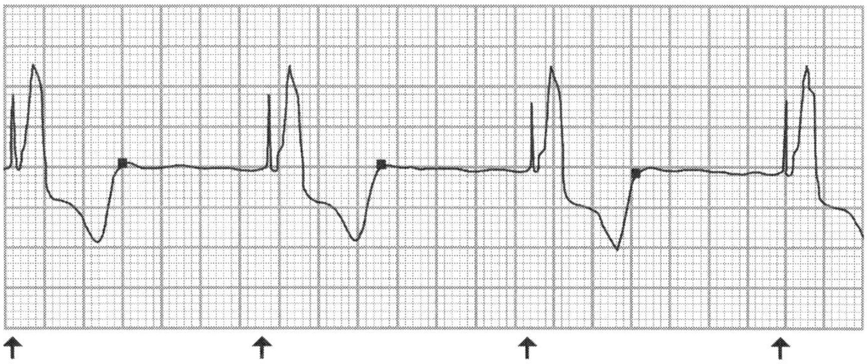

▶ **그림 25-7 과도감지.** 설정된 박동수는 80이지만 실제 조율 수는 45임. T 파 위의 센스마커를 주목할 것. 조율이 적절하게 억제되지 않아 다음 조율 맥박이 늦게 나타나고 이는 심박동기의 시간주기를 혼란시킴.

3) **과도감지**: 과도감지는 심장 외부로부터의 전기적 신호에 의해 조율이 적절하게 억제되지 않아 발생한다(▶ 그림 25-7). 심장 외 전기신호에는 근육수축과 전자기의 신호가 포함된다. 이는 심전도 크기를 줄여 QRS에 대한 민감도를 줄임으로써 교정될 수 있다. 만약 계속되면, 심박동기를 비 동시성 모드로 전환할 필요가 있다.
4) 심전도 모니터링 유도의 상실은 심박조율기가 비 동시성 모드로 작동하게 하여 심장의 취약시기에 조율 에너지가 전달될 수 있게 한다.
5) 말초순환이 좋지 않은 환자에게 심박조율이 2시간 이상 지속되는 경우 화상을 입힐 수 있어 전극 밑의 피부를 자주 관찰한다.

대상자 교육

1) 조율자극과 관련된 불편감이 증가하는지 보고하도록 한다.
2) 경피적 심박조율을 하는 동안 대상자를 만지는 것은 해를 끼치지 않는다. 미세한 쇼크 위험이 존재하며 조율 에너지가 느껴질 수 있다.
3) 어떤 조율장치는 전극이 제거될 때 조율 에너지를 계속 전달한다. 이때도 미세한 쇼크 위험이 있으나 사용자에게 해를 끼치지 않는다.

제 7 부

정맥로 확보술

제26장 쇄골하정맥로 확보술

정의

말초혈관의 정맥로를 확보하기 어려울 때 중심정맥로를 확보하는 것이다.

적응증

1) 심각한 쇼크나 심장마비 또는 정맥주입 약물남용과 같이 말초혈관의 정맥로 확보가 어려운 경우
2) 중심정맥압 측정
3) 다량의 수액, 혈액제제, 약물, 특히 작은 말초정맥 이용 시 합병증을 일으키는 약물의 주입
4) 장기간의 정맥영양
5) 경피적 심박동조율기 또는 폐동맥관 삽입

금기증 및 주의사항

1) 쇄골하정맥로 설치는 숙련된 의사, 전문간호사, 훈련된 실무자가 수행해야 한다.
2) 질병 또는 투약으로 인한 응고장애 대상자는 출혈을 주의깊게 감시해야 한다.
3) 어떤 중심정맥관이라도 혈전용해 치료는 매우 주의해서 적용해야 한다.
4) 흥분하거나 비 협조적인 대상자는 시술 중 신체에 외상 위험이 있다.
5) 쇄골이나 첫 번째 늑골 혹은 쇄골하정맥의 수술력이나 외상력이 있는 환자, 쇄골 부위에 방사선 치료를 받는 환자, 심각한 흉벽 기형이나 악액질, 비만환자는 피한다.
6) 호기말 양압이나 지속적인 양압 치료를 받는 환자, 폐기종 환자에게는 기흉의 발생의 위험이 증가하므로 피한다.

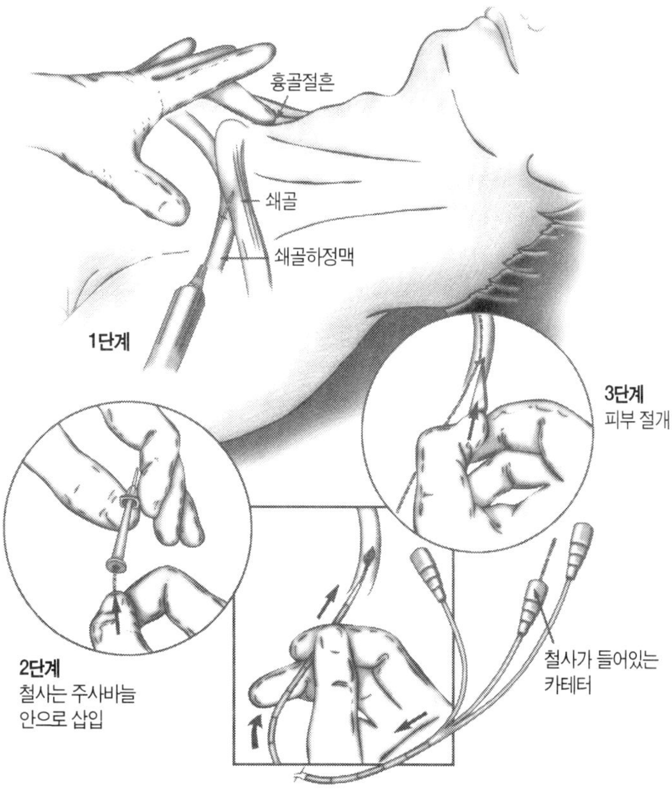

▶ 그림 26-1 쇄골하정맥로 삽관

준비물

- ☑ 소독액
- ☑ 국소마취제
- ☑ 5mL 주사기: 18, 25, 27G 국소마취용 바늘
- ☑ 중심정맥 키트(대부분 키트는 8.5Fr 유도관이 포함되어 있음)
- ☑ 다중내강 카테터 또는 16G, 8인치(20cm), 단일내강 카테터
- ☑ 11번 칼
- ☑ 정맥 용액과 튜브, 관류 용액(헤파린 용액이나 0.9% 생리식염수)
- ☑ 실크 봉합사(2-0 또는 3-0) 및 바늘꽂이
- ☑ 소독 타올, 마스크, 모자, 고글, 멸균 장갑과 가운
- ☑ 드레싱 세트(거즈나 멸균 투명 드레싱)

대상자 준비

1) 대상자에게 심장모니터와 맥박산소포화도 측정기를 장착한다.
2) 대상자의 머리를 앙와위로 하고, 어깨에 작은 수건을 받쳐 20° 올린 트렌델렌버그 자세를 취하면 쇄골하정맥에 접근이 쉽다. 트렌델렌버그 자세를 취할 수 없을 경우 다리를 올리는 변형된 트렌델렌버그 자세를 취하게 한다. 대상자의 머리를 삽입하고자 하는 부위의 반대편으로 돌린다.
3) 소독액으로 대상자의 흉부를 소독한다.
4) 무균법을 사용하여 대상자에게 방포한다. 덧붙여 장갑, 마스크, 고글을 착용한다.
5) 다중내강 카테터는 삽입 전에 병원 절차에 따라 포트를 용액 처리하여 식염수에 담근다.
6) 오른쪽 쇄골하정맥이 보다 짧고 더 직접적인 통로를 제공하기 때문에 이를 사용한다(Fleck, 2005)(▶그림 26-1).

절차

1) 쇄골하정맥의 위치를 확인하고 삽입할 부위를 국소마취한다.
2) 시술자가 주로 사용하지 않는 손(오른손잡이인 경우 왼손)의 중지를 대상자의 흉골절흔 위에 둔다.
3) 쇄골의 바깥쪽 1/3 지점에 있는 원뿔인대결절(conoid tubercle)의 위치를 확인한다.
4) 시술자의 중지를 여전히 흉골절흔 위에 둔 채 엄지손가락을 쇄골하면의 결절에 둔다. 쇄골하부를 따라 결절 밑에 주사기가 부착된 바늘을 삽입한다. 이때 바늘의 방향이 흉골절흔을 향하게 한다. 대상자가 의식이 있거나 협조적이면 삽입 중 심호흡을 하도록 한다.
5) 흡인을 하면서 바늘을 3~5cm 정도 삽입한다.
6) 바늘이 정맥 내로 완전히 들어가면 주사기와 바늘을 분리하고 장갑 낀 손으로 바늘을 막아 공기가 주입되지 않도록 한다.
7) 바늘 중앙을 따라 유도관을 조심스럽게 삽입한다.
8) 유도관을 그대로 정맥 내에 둔 채 바늘을 제거한다.
9) 11번 칼로 피부를 약간 절개하여 카테터가 들어갈 수 있도록 한다.
10) 몇몇 키트는 확장기가 분리되어 있고, 어떤 것은 카테터와 확장기가 붙어 있기도 하다.

11) 유도관 위로 카테터를 삽입한다. 삽입 중 시술자는 유도관이 움직이지 못하도록 통제할 수 있어야 한다.
12) 카테터가 삽입되면 유도관과 확장기(카테터에 부착되어 있다면)를 제거한다.
13) 흡인하여 혈류가 원활한지 확인한다.
14) 검사에 필요한 채혈을 한다.
15) 카테터를 정맥수액에 연결한다.
16) 카테터를 피부에 봉합한다.
17) 멸균 거즈나 투명 드레싱을 하고 테이프로 카테터와 튜브 위를 고정한다.
18) 카테터의 위치를 확인하고 기흉과 같은 합병증의 발생 여부를 보기 위하여 흉부 방사선 촬영을 실시한다.
19) 중심정맥압을 감시하기 위해 삽입한 경우 카테터를 중심정맥압 모니터에 연결한다.

연령에 따른 고려사항

1) 아동은 하부 쇄골하정맥을 사용하는 것이 좋은데, 그 이유는 카테터를 흉벽까지 안전하게 유도하기 때문이다.
2) 중심정맥관 관련 합병증은 성인보다 아동에게 흔하므로 숙련된 실무자가 절차를 수행하거나 감독해야 한다.
3) 소아의 경우 대퇴정맥을 선택한다.
4) 카테터의 크기는 아동의 연령과 체중에 따라 결정한다.
   (1) 1세 이하이면서 체중이 10kg 이하인 경우: 3Fr 카테터
   (2) 1~12세이면서 체중이 10~40kg인 경우: 4Fr 카테터
   (3) 12세 이상이면서 체중이 40kg 이상인 경우: 5~6Fr 카테터

합병증

1) 삽입 각도가 급경사인 경우 발생하는 기흉
2) 쇄골하동맥 천자 시는 즉시 바늘을 제거하고 직접 가압
3) 유도관이 우심실 내로 삽입된 경우 나타나는 심실성 부정맥
4) 공기색전증
5) 삽입 시 유도관을 통제하지 못하여 나타나는 유도관 색전증

6) 수차례의 시도로 인해 기도폐쇄를 일으킬 수 있는 혈종

7) 감염과 정맥염, 카테터 유형, 조작 빈도, 대상자 관련 요소와 관련된 위험요소들

8) 바늘 삽입으로 인한 기도천공

9) 횡격막 신경이나 상완신경의 바늘 손상

10) 삽입이나 공기색전증으로 인한 뇌경색

대상자 교육

1) 드레싱 부위가 젖거나 떨어진 경우, 흉통이나 호흡곤란 시 보고하도록 한다.

2) 카테터가 삽입된 부위는 손대지 않도록 한다.

제27장 내경정맥로 확보술

정의

말초혈관의 정맥로를 확보하기 어려울 때 중심정맥로를 확보하는 것이다.

적응증

1) 심각한 쇼크나 심장마비 또는 정맥주입 약물 남용과 같이 말초혈관의 정맥로를 확보하기 어려운 경우

> ✿ 내경정맥로를 선택하면 쇄골하정맥로 확보 시 발생하는 늑막천자의 위험이 감소한다. 비만 환자 또는 노인 환자의 경우 내경정맥로 확보가 쇄골하정맥로 확보에 비해 손쉽다.

2) 중심정맥압 측정
3) 경정맥 심박조율기 또는 폐동맥 카테터 삽입통로
4) 대량의 수액, 혈액제제나 약물 주입, 특히 작은 말초정맥 이용 시 합병증을 일으키는 약물의 주입
5) 심폐소생술 동안 응급정맥로 확보(기도유지와 흉부압박을 방해하지 않기 위해)

금기증 및 주의사항

1) 해부학적 지표를 구별하기 어려운 신체 구조의 뒤틀림이 있을 때(예: 대형 연조직 손상) 또는 환자의 체형(비만이나 짧은 목) 특성이 있을 때에는 주의깊게 시술한다.
2) 질병이나 투약으로 응고장애나 응고장애 위험성이 있는 환자의 경우 삽입 부위의 출혈을 감시해야 한다.
3) 삽입해야 하는 부위에 감염이 있다면 그 부위를 사용할 수 없다.
4) 혈종이 한쪽 목에 발생하면, 반대편 부분의 삽입을 피하거나 세심한 주의를 기울여 삽입한다. 왜냐하면 양쪽으로 혈종이 형성되는 경우 기도폐쇄의 우려가 커지기 때문이다.

5) 중심정맥로를 선택할 때에는 삽입 부위 선택과 더불어 최소한의 합병증 위험성, 카테터 삽입 예정기간, 주입되는 수액이나 약물의 유형 등을 고려해야 한다.

준비물

- ☑ 초음파 기계(선택사항)
- ☑ 소독액
- ☑ 국소마취제
- ☑ 5mL 주사기: 18G, 25G나 27G 국소마취용 바늘
- ☑ 중심정맥 키트
- ☑ 다중내강 카테터 또는 16G, 8인치(20cm) 단일내강 카테터
- ☑ 11번 칼
- ☑ 정맥용액과 튜브
- ☑ 생리식염수
- ☑ 실크 봉합사(2-0 또는 3-0)와 needle holder
- ☑ 마스크, 모자, 고글, 멸균 장갑과 가운
- ☑ 드레싱 세트(거즈나 멸균 투명 드레싱)

대상자 준비

1) 대상자에게 심장모니터와 맥박산소포화도 측정기를 장착한다.
2) 트렌델렌버그 자세를 취하게 하고 삽입 부위가 보이도록 머리를 돌린다. 대상자의 어깨 밑에 베개나 타올을 말아 넣어 자세를 잡아준다. 대상자가 트렌델렌버그 자세를 취할 수 없으면 다리를 올리는 변형된 트렌델렌버그 자세를 취하게 한다. 대상자의 머리를 삽입하고자 하는 부위의 반대편으로 돌린다.
3) 삽입 부위는 소독액으로 깨끗하게 닦는다. 내경정맥은 내경동맥과 총경동맥의 뒤쪽과 측면으로 지나간다. 정맥이 흉곽 가까이에 있기 때문에, 이는 총경동맥보다 측면과 앞쪽에 위치한다. 내경정맥로 접근을 위한 또 하나의 지표는 흉쇄유돌근이다. 내경정맥은 이 근육의 윗부분에서는 근육의 중심부를 지나가고, 근육 아랫부분에서는 근육의 뒤쪽에서 지나간다. 내경정맥을 찾는 지표는 하악골각, 쇄골, 흉골상절흔, 외경정맥과 경동맥 맥박, 흉쇄유돌근의 두 머리부분, 그리고 두 머리부분과 쇄골 간의 삼각형이다(▶그림 27-1).
4) 대상자의 머리를 멸균 방포로 덮는다.

절차

1) 내경정맥 위치를 확인한 후 삽입 부위에 국소마취제를 주입한다. 몇 연구에서는 응급실에서 초음파 기계를 이용하여 내경정맥 카테터를 삽입하였을 때 성공률이 높았고 합병증 발생은 낮아졌다.
2) 내경정맥에 접근하는 세 가지 방법은 중앙, 전방과 후방 접근법이다. 후방과 중앙 접근법을 가장 많이 사용한다.
   (1) 중앙 접근법: 흉쇄유돌근과 쇄골의 분지에 형성된 삼각형 부위를 찾는다. 주사기에 바늘을 끼운 후 삼각형 모서리 부분을 향해 피부에서 30~45° 각도로 삽입한다. 삽입 동안, 바늘의 방향은 같은쪽의 젖꼭지에 두어야 한다. 바늘은 5cm 이상 삽입해서는 안 된다. 정맥을 즉시 찾을 수 없으면 바늘을 제거하고 같은 측의 젖꼭지 바로 옆을 향해 다시 삽입한다.
   (2) 후방 접근법: 흉쇄유돌근의 후방 경계선을 찾는다. 후방 경계선 아래에 주사기에 부착된 바늘을 삽입한다. 이 때 바늘의 방향은 흉골 상절흔을 향한다. 4~6cm 이상 삽입해도 정맥을 찾을 수 없으면 바늘을 제거하고 반대편 젖꼭지를 향해 다시 삽입한다.

3) 정맥을 찾았다면 주사기를 제거하고 장갑 낀 손가락으로 바늘을 잡는다. 바늘 가운데에 가이드 철사를 조심스럽게 삽입한다. 철사가 8~20cm 삽입되면 바늘

제7부

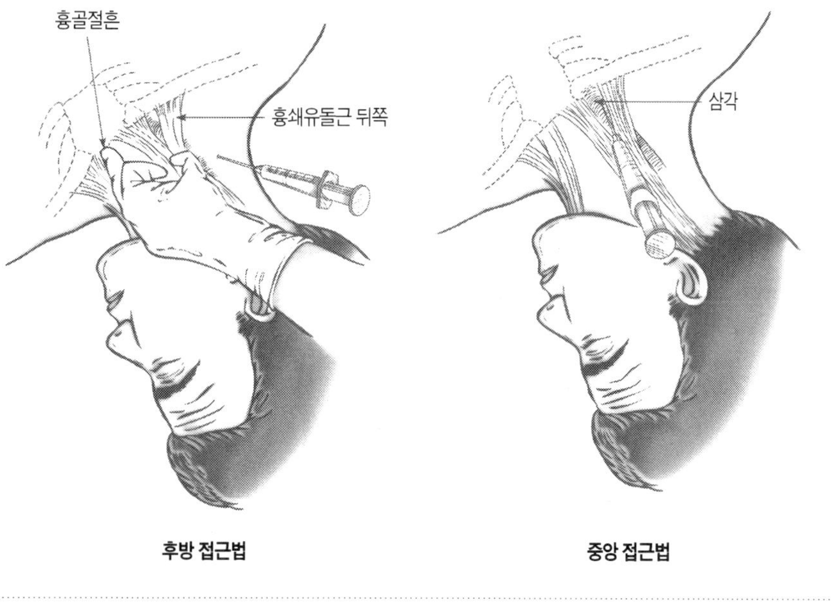

▶ 그림 27-1 내경정맥로 삽관

은 제거하고 가이드 철사는 그 자리에 남겨둔다. 11번 칼을 이용해 철사가 피부에 들어간 곳에 칼집을 낸다. 때론 철사 위에 카테터와 정맥확장기가 같이 삽입되기도 한다. 삽입동안 색전의 순환을 차단하기 위해 항상 철사를 안전하게 조절해야 한다. 카테터가 삽입되었다면, 철사와 정맥확장기를 제거한다. 카테터가 삽입되면 정맥혈이 따라 나오는지 확인하여 다시 한 번 삽입 위치를 확인한다. 임상검사가 필요한 경우 혈액을 채취할 수 있다. 카테터가 막힘 없이 잘 뚫려 있다면 정맥수액을 연결한다.

4) 카테터가 있는 곳을 봉합한다.
5) 깨끗하게 드레싱을 하고 카테터와 튜브를 테이프로 안전하게 고정한다.
6) 정맥로 위치를 확인하기 위해 또한 기흉과 같은 합병증 배제를 위해 흉부 촬영을 할 수 있다.

연령별 고려사항

1) 유아나 어린 아동에게 적용 시 숙련된 의료인만이 안전하게 내경정맥에 접근할 수 있다.
2) 소아과 환자의 경우 오른쪽 내경정맥을 선택하는 것이 좋은데, 그 이유는 왼쪽 내경정맥보다 기흉 발생이나 흉관의 손상 위험이 낮기 때문이다. 오른쪽 내경정맥로 접근 시 카테터가 오른쪽 쇄골하정맥 대신 대정맥을 통과할 가능성이 크다.

합병증

1) 기흉
2) 정맥 또는 동맥 출혈로 인한 혈종: 경동맥을 손상시킨 경우 출혈을 조절하기 위해 직접 압박을 해야 한다.
3) 카테터로의 공기 주입으로 인한 공기색전증이나 가이드 철사를 제대로 조절하지 못했을 때 발생하는 유도철사에 의한 공기색전증
4) 흉관 천공으로 인한 흉관 손상
5) 감염과 정맥염: 감염과 정맥염을 일으키는 위험요소에는 카테터 유형, 카테터 조작 빈도와 당뇨와 약물 사용(스테로이드)과 같은 환자 관련 요소가 있다.

대상자 교육

1) 드레싱 부위가 축축하거나 붙어있지 않은 경우뿐 아니라 흉통이나 호흡곤란이 발생하면 즉시 보고하도록 한다.
2) 카테터가 삽입된 부위는 손대지 않는다.
3) 카테터 삽입 부위에 발적, 부종, 압통과 같은 감염 증상이 있다면 보고한다.

제28장 대퇴정맥로 확보술

정의

약물, 정맥수액 또는 혈액 제품의 주입을 위한 대혈관 접근 또는 심폐소생을 목적으로 한 혈관 접근을 의미한다.

적응증

1) 약물, 정맥수액 또는 혈액제제의 주입을 위한 혈관 확보
2) 심폐소생술 동안 약물이나 수액의 빠른 주입을 위한 중심정맥로 확보
3) 폐동맥 카테터, 경정맥 심박조율기, 투석 카테터와 심장 카테터와 같은 침습적 장치의 삽입을 위한 정맥로 제공

금기증 및 주의사항

1) 하지의 비정상적인 혈관상태, 하지의 선천성 기형, 대퇴 탈장, 복부나 골반 종양이나 외상, 복수, 삽입 부위 조직의 감염 등과 같은 경우는 상대적으로 금기사항이 된다.
2) 대상자가 항응고제나 혈전 치료를 받고 있는 경우 신중을 기해야 한다. 대퇴정맥로 삽관은 single-wall puncture technique을 사용한다. 대량 출혈 가능성을 평가하고자 대상자를 계속 감시해야 한다.

준비물

☑ 폴리우레탄의 방사선 투과 물질, 유치 카테터:
중심정맥압을 모니터하는 동안 주입을 위해 side ports가 있거나 없는 6~9Fr 카테터 또는 10cm 길이의 카테터, 14~18G 또는 20cm의 단일 또는 다중내강 카테터

☑ 혈관확장기

☑ J-tip spring-wire guide
☑ 경피통과용 바늘(18G, 7cm)
☑ 10mL 주사기
☑ 국소마취제(예: 1% 리도카인)
☑ 마취제 주입을 위한 주사기와 바늘
☑ 무균 방포와 수건
☑ 무균 장갑
☑ 가운, 마스크, 캡
☑ 11번 칼
☑ 바늘집게
☑ 봉합 가위
☑ 봉합사(2-0 실크나 나일론)
☑ 멸균 장갑
☑ 소독액
☑ 생리식염수
☑ 드레싱(거즈나 투명 드레싱)
☑ 테이프
☑ 정맥수액과 튜브
☑ 혈액표본 튜브

대상자 준비

1) 대상자의 다리는 충분히 신전시킨 상태에서 앙와위 자세를 취하도록 한다.
2) 삽입 부위를 삭모하고 소독용액으로 소독한다.

절차

1) 서혜인대 아래 1~3cm 지점에서 대퇴동맥의 맥박을 확인하여 대퇴정맥을 찾는다(▶그림 28-1A). 대퇴정맥은 동맥과 평행으로 분포되며 동맥 중앙 쪽으로 대략 1~2cm 위치에 있다. 대퇴동맥의 박동으로 정맥의 위치를 쉽게 찾을 수 있다. 심폐소생술 시 동맥압이 약하거나 맥박을 측정할 수 없지만 심폐소생술 동안에도 정맥은 귀환을 하기 때문에 대퇴정맥을 찾을 수 있다. 따라서 삽관을 성공하

지 못하면 측면접근을 권장한다.

2) 짧은 바늘을 이용해 피내로 국소마취제를 바늘 삽입 부위에 주입한다. 피부층이 마취되면, 11번 칼을 이용해 가로로 작게 피부천자한다. 긴 바늘을 이용하여 골막까지 리도카인을 계속 주입시킨다.

3) 10mL 주사기에 7cm 경피 삽입이 가능한 18G 바늘을 부착한 다음, 이를 피부천자 부위에 삽입한다. 45°에서 90° 각도로 대퇴정맥에 접근해서 주사기로 조심스럽게 흡인한다. 정맥벽을 투과하면 혈액이 흡인된다. 만일 정맥로 확보가 안 되었다면 삽입한 부위를 5분간 눌러준다.

4) 혈액이 대퇴정맥으로부터 정상적으로 흡인되자마자 주사기를 제거하고 바늘 안에 J-tip spring wire를 넣어 정맥 속으로 밀어넣는다(▶그림 28-1B).

6) 정맥 속에 철사가 있는지를 확인하기 위해 왼손으로 J-wire를 꽉 잡고 바늘을 제거한다. 바늘을 제거한 후 젖은 거즈로 돌출된 철사를 닦아 응고된 혈액을 제거하고 확장기나 카테터의 진입을 용이하게 한다.

7) J-wire 위로 카테터나 확장기-카테터를 정맥 속으로 밀어넣는다. 중앙에 놓일 때까지 확장기-카테터를 밀어 넣는다(▶그림 28-1C). J-wire를 제거한 다음 확장기

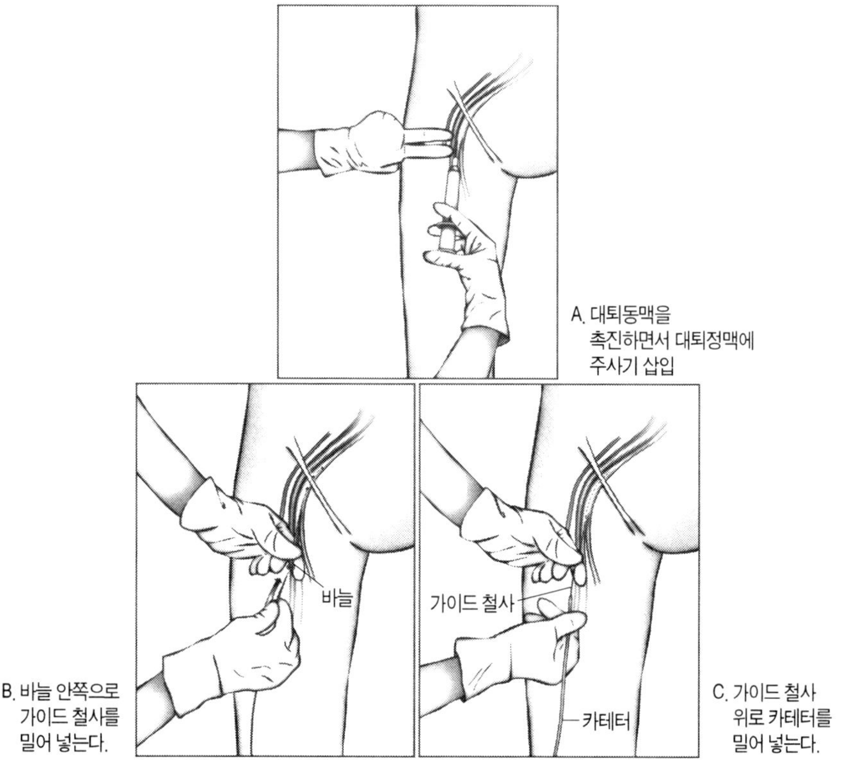

▶ **그림 28-1 가이드 철사 기술을 이용한 대퇴정맥로 삽관**

를 제거한다. 공기방울을 제거하기 위해 카테터를 통해 혈액을 흡인한다. 카테터에 정맥관을 연결하고 수액을 주입한다.

8) 정맥로 수액은 정상적으로 문제 없이 주입되어야 한다. 혈액을 흡인할 수 있거나 정맥수액병을 삽입 부위보다 낮게 위치하여 혈액이 역류하는 것을 본다면, 이는 카테터가 제 위치에 있다는 증거이다.
9) 카테터는 환자의 피부에 안전하게 고정한다. 피부에 카테터 중앙을 봉합한다.
10) 천자 부위에 드레싱을 한다.

연령별 고려사항

1) 소아 환자의 경우 다리를 바깥쪽으로 약간 돌려준다.
2) 아동의 경우, 응급상황에서 중심정맥 카테터를 주입해야 할 때, 대퇴정맥로를 가장 우선적으로 선택한다. 그 이유는 부위를 해부학적 지표로 쉽게 찾을 수 있고, 천자 부위의 출혈이 발생할 때 손쉽게 지혈이 가능하기 때문이며, 기도유지나 흉부압박에 방해가 되지 않기 때문이다.

합병증

1) 정맥천자 부위나 대퇴동맥의 혈종
2) 동정맥 누공
3) 대퇴동맥에 실수로 삽관
4) 감염과 정맥염: 감염과 정맥염 발생 위험요소에는 카테터의 유형, 카테터 조작 빈도와 환자 관련 요소가 있다.
5) 혈전증
6) 대퇴신경 손상

대상자 교육

1) 환측 다리의 굴곡을 피한다.
2) 천자 부위의 축축한 느낌이나 드레싱 부위에서의 출혈은 보고한다.
3) 다리의 어떤 종류의 통증, 무딘 감각이나 쑤심 증상은 보고한다.

제 8 부

튜브 및 카테터 삽입술

제29장 위관삽입술

정의

위장의 감압, 혈액 분비물 또는 독성물질의 제거, 음식물 · 약물 · 세척액 주입 등을 위하여 구강이나 비강을 통하여 위에 관을 삽입하는 것이다.

적응증

1) 공기나 위 내용물을 제거하여 위를 감압하기 위함
2) 위에 수액이나 약물을 주입하기 위함
3) 위 내용물을 분석하여 임상진단을 내리기 위함

금기증 및 주의사항

1) 두부손상, 상악 안면손상, 두개골 전와 골절이 있을 때 사골판(cribiform plate)이나 사골(ethmoid bone)을 통하여 뇌의 관통이 발생할 수 있다. 이때 구강을 통하여 관을 삽입한다.
2) 경추손상이 의심되는 환자에게 관을 삽입할 때 주의하여야 하며, 시술을 하는 동안 환자의 목을 손으로 고정해야 한다.
3) 만일 환자에게 식도정맥류가 있다면 관을 삽입할 때 식도파열과 출혈이 발생할 수 있다.
4) 식도괄약근에 긴장을 줄이기 위하여 중재에 적합하도록 가능한 한 가는 관을 사용한다.
5) Salem sump 관은 세척할 때 찬 공기가 통하지 않도록 한다.
6) 비강을 테트라카인(tetracaine)으로 마취할 때 20mg을 초과하지 않아야 한다.
7) 후인두를 분무하여 마취할 때 2초 이상 적용하지 않는다. 벤조카인(benzocaine)이 전신으로 흡수되어 죽음에 이르는 심각한 부작용을 유발할 수 있다.
8) 심와부를 청진할 때 공기를 주입하는 전통적인 방법은 기관지, 흉막강, 위장관의 소리를 구별할 수 없으므로 신뢰할 수 없다.

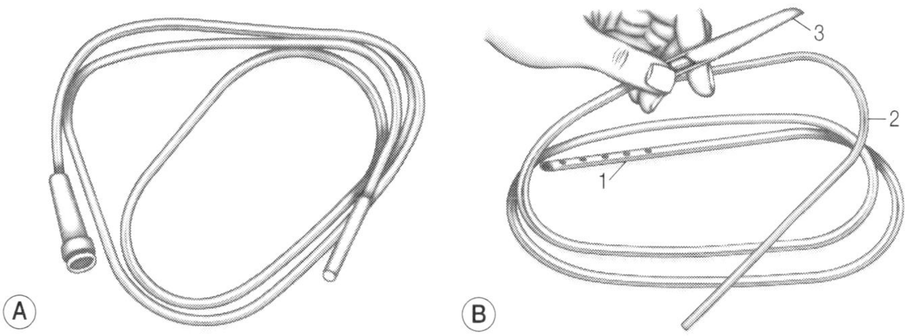

▶ **그림 29-1 두 가지 위관.** (A) 큰 구멍관(Levin, Lavacuator, Ewald tube). (B) Salem sump 관. 1. 흡입구가 있는 위관 끝. 2. 환기관. 3. 흡입기에 연결하는 위관구.

준비물

- ☑ 60mL 주사기
- ☑ 수용성 윤활제 또는 2% 리도카인 젤
- ☑ 압설자
- ☑ 위관(orogastric tube)나 비위관(nasogastric tube)(▶그림 29-1)
- ☑ 산도 검사지(pH test paper)
- ☑ 곡반
- ☑ 물이 담긴 컵과 빨대
- ☑ 2.5cm 테이프나 관 집게(tube holder)
- ☑ 검체물을 담을 용기
- ☑ 호기말 이산화탄소분압기(capnometer) 또는 호기말 이산화탄소색측정기(colormetric $ETCO_2$ detector)
- ☑ 기관내 삽관과 연결기
- ☑ bite block

대상자 준비

1) 대상자가 의식이 있다면 대상자의 자세를 좌위나 반좌위로 한다. 대상자가 감각이 둔화된 상태이거나 의식이 없으면 좌측위로 하여 머리를 낮춘다.
2) 비위관을 삽입한다면 큰 비공으로 삽입한다. 한 비공이 폐쇄되었다면 개방된 비공으로 호흡을 하며 공기의 흐름이 더 좋은 쪽을 선택한다.

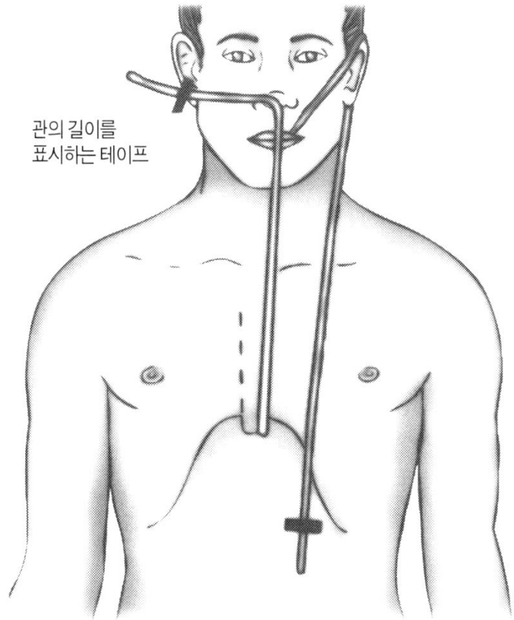

▶ 그림 29-2 비위관 삽입 길이

3) 삽입하는 관의 길이는 코끝에서 귓불을 지나 검상돌기까지 측정하거나 코끝으로부터 배꼽까지를 측정하여 테이프로 표시한다(▶그림 29-2).
4) 약물과다 복용으로 위 세척이 요구되는 대상자 중 감각이 둔화되거나 의식이 없는 경우에 흡인을 예방하기 위하여 삽관을 해야 한다.
5) 처방이 있다면 관을 삽입하는 동안 동통을 완화하기 위하여 국소마취제를 주입한다. 리도카인 젤리를 사용한다면 삽입하기 전 2~5분 동안 솜방망이를 코 내부에 적용한다. 벤조카인 테트라카인 또는 리도카인과 같은 마취제를 옥시메타졸린(oxymetazoline)과 같은 혈관수축제와 함께 비강과 후인두에 분무할 수 있다. 마취제 분무 시 2초를 초과하지 않는다. 벤조카인의 전신성 흡수는 사망과 같은 심각한 부작용을 유발할 수 있다.

절차

1) 비위관 삽입

(1) 10~15cm 정도의 튜브 끝을 한 손가락으로 감아쥔다.

(2) 튜브 끝에 윤활제를 바르고, 큰 비공을 통하여 관을 아랫방향으로 삽입한다.

환자의 목을 앞으로 굴곡하여 인두를 향하여 하후방향으로 삽입한다.

(3) 관이 비인두에 도달했을 때 저항을 느낄 수 있다. 관을 아래쪽으로 부드럽게 압력을 가하며 돌리면서 진입시킨다. 이 때 관을 억지로 힘주어 삽입하지 않는다. 관에 계속 압력이 느껴진다면 다른 비공으로 삽입한다.

(4) 관이 인두에 도달했을 때 의식이 있는 환자는 머리를 굴곡시키고, 감각이 둔화되거나 의식이 없는 환자는 상기도 폐쇄의 위험 때문에 머리를 굴곡시키지 않는다.

(5) 튜브를 삽입하는 동안 환자에게 침이나 소량의 물을 삼키게 하면서 관에 표시된 위치까지 삽입한다. 만약 환자가 기침이나 구토 또는 숨이 막힐 것 같다면 튜브를 빼고 휴식한다. 환자가 계속 구토한다면 인두 뒤에 관이 꼬여있는지 압설자로 확인한다.

2) 위관 삽입

(1) 비 협조적인 환자에게 튜브 삽입 전에 경구기도나 bite block을 삽입하여 관을 깨물거나 폐쇄하지 못하게 한다.

(2) 관 끝에 윤활제를 바르고 양 입술을 통하여 혀 위로 진입 후 환자의 머리를 앞으로 굽히면서 인두를 향하여 하후방향으로 삽입한다.

(3) 환자가 침을 삼키거나 소량의 물을 삼키는 동안, 전에 표시한 위치까지 관을 삽입한다.

3) 관의 위치를 확인한다.

위 내용물을 60mL 주사기로 흡인하여 특성을 확인한다. 위 내용물은 혼탁하거나 녹색, 볏짚 색깔, 황갈색, 갈색, 맑거나 회색을 띤 흰색이다. 위 내용물의 산도를 측정한다. 위액의 산도는 1~5이다. 위 내용물의 특성이나 산도는 관이 위에 삽입되었다는 것을 반드시 의미하지는 않는다. 위치를 확인하는 방법은 다음과 같다.

(1) 호기말 이산화탄소분압기(capnometer)나 호기말 이산화탄소색측정기(colormetric $ETCO_2$ detector)를 이용하여 $ETCO_2$를 측정한다. 색측정기는 위관을 삽입했을 때 이산화탄소를 확인하는 호기말 이산화탄소분압측정술만큼 정확하다. $ETCO_2$가 검출되지 않는다면 관이 기도에 삽입되지 않은 것이나 위장관에 관이 삽입되었다는 것을 의미하지는 않는다. 이 방법은 관을 삽입하는 동안이나 관 삽입 후에 사용된다.

a. ETT 연결기를 위관 끝에 삽입하여 $ETCO_2$ 기계와 연결한다.

b. $ETCO_2$ 기를 확인한다. 만일 호기말 이산화탄소분압기를 이용한다면 이산화탄소 파형이 나타나거나 이산화탄소치가 15mmHg 이상이라면 관을

제거한다. 호기말 이산화탄소색측정기를 사용할 때 1분 동안 연결한다. 색깔이 변화되지 않는다면 이산화탄소가 없는 것을 의미하며 관이 정확하게 삽입된 것이다. 만약 색깔이 황갈색이나 노란색으로 변화된다면 이산화탄소가 존재하는 것이며 이때 제거한다.

(2) 관이 잘못 삽입될 위험이 있는 환자나 다른 방법으로 확인할 수 없을 때 흉부방사선사진을 이용하여 관의 위치를 확인할 수 있다. 관이 잘못 삽입될 위험이 높은 환자는 삽관 환자나 의식수준의 변화가 있는 환자이다.

> ✪ 주의: 심와부에 청진을 하는 동안 공기를 주입하는 전통적 방법은 기관지, 흉막강 또는 위장관에서의 소리와 구별할 수 없기 때문에 신뢰할 수 없다.

4) 테이프나 위관집게로 관을 안전하게 고정한다. 관은 비공에 압력을 주어 조직궤양을 유발할 수 있으므로 이마에 고정하지 않는다.

연령에 따른 고려사항

1) 아동은 비인두의 직경이 좁고 구강 내에서 혀가 차지하는 비중이 크다.
2) 아동은 많은 양의 공기를 삼킬 때 고통스러워 하고 위팽만을 일으켜 효율적인 환기뿐만 아니라 복부 검진에 장애를 초래할 수 있으므로 위 감압이 최우선 순위의 중재이다.
3) 위팽만은 손상 후 또는 백-마스크를 통한 환기를 하는 아동에게 흔히 나타나며 환기 장애나 구토와 흡인을 유발할 수 있다.

합병증

1) 기관이나 기관지로 관이 삽입되어 저산소증, 청색증, 호흡정지 유발
2) 구토로 인한 미주신경 반사로 심장장애 초래
3) 척추손상이 있는 환자에게 관을 삽입하는 동안에 움직임으로 척수손상 유발
4) 두개골이나 안면골절이 있는 환자에게 비강을 통한 관 삽입 시 관이 뇌 내로 삽입
5) 장기간 관 삽입 시 비강자극이나 피부미란, 비루, 부비동염, 식도염, 식도기관루, 위궤양 또는 폐와 구강감염 유발
6) 관 삽입 시 손상에 의한 비출혈

7) 관이 지나갈 때 구개반사에 의한 구토와 흡인으로 흡인성 폐렴 유발
8) 잘못된 관의 위치로 인한 흡인. 투약, 위관영양이나 세척하기 전에 관의 위치를 재 확인한다.
9) 인두마비, 성대마비, 식도정맥류 파열

대상자 교육

1) 호흡곤란이 있거나 관의 위치 이동이 있을 때 즉각 보고한다.
2) 손으로 관을 만지작거리거나 위치를 바꾸는 것을 금한다.

제30장 흉관삽입술

정의

흉관 삽입은 흉강 내에 공기나 혈액을 제거하기 위하여 흉막강 내에 관을 삽입하는 것이다.

적응증

1) 기흉, 혈흉, 혈기흉에서 흉막강으로부터 공기나 혈액을 제거
2) 늑막삼출액, 농흉, 유미흉, 담흉(cholothrax) 시 흉막강으로부터 액체를 제거
3) 마취제나 경화제 주입
4) 연가양 흉곽이나 폐좌상으로 양압환기가 요구될 때 예방적 흉곽배액

금기증 및 주의사항

1) 다량의 혈흉으로 배액(1,000~2,000mL) 후에 환자의 혈역학 상태가 악화될 수 있다. 흉곽 감압 전에 수액 공급을 시작하고 고용량 수액보충이 요구될 수 있다. 가능하다면 자가수혈도 할 수 있다. 좌측에 다량의 혈흉은 대동맥이나 대혈관의 손상일 수 있다.
2) 투관침(trocar)을 이용한 흉관 삽입은 흉부와 복부 장기의 손상과 관련이 있어 사용하지 않는다. 투관침을 사용한다면 투관침을 강하게 흉부에 삽입하기보다 둔기외상으로 인한 개방된 상처를 통하여 관을 삽입할 때만 사용한다.
3) 과거에 개흉술을 한 환자는 상처 조직과 유착이 있어 흉관 삽입이 어렵다.
4) 항공 이송을 시작하기 전에 고도에 의해 기흉이 증가될 수 있기 때문에 기흉의 감압을 고려해야 한다.
5) 만일 응급 개흉술이 즉각 시행된다면 흉관 삽입은 필요하지 않다.

준비물

- 소독액
- 멸균 장갑, 모자, 가운, 마스크, 방포
- 보호 안경
- 국소마취제: 1% 리도카인 용액과 1 : 100,000 에피네프린을 혼합한다.
- 흉강삽관 세트
- 밀봉 흉곽 배액장치(Pleur-evac)
- 흡인장치
- 흡인용 연결관
- 소독 타월, 4×4인치 멸균거즈
- 10번이나 15번 수술용 칼
- 켈리 클램프 2개, 커브진 클램프
- 바늘집게
- cutting 바늘의 2-0, 3-0 silk suture
- 봉합 가위
- Hemostats 2개
- 20G, 1.5인치 바늘이 있는 10mL 주사기
- 25G, 1인치 바늘이 있는 5mL 주사기
- 흉관튜브: 아동(16~24 Fr), 성인(28~40 Fr)
- 36~40 Fr: 혈액이나 장액 배액
- 18~22 Fr: 공기 배액
- Y자 연결관
- 반창고(3~4인치)
- 드레싱 물품(4×4인치 거즈 패드, 배액흡수용 스폰지, 바세린 거즈, 테이프)
- 자가수혈 세트(필요한 경우)

대상자 준비

1) 응급상황이 아니라면 흉부 방사선 사진을 촬영한다.
2) 소독액으로 삽입 부위를 닦는다. 일반적으로 전액와선 또는 중앙액와선과 4번째 또는 5번째 늑간이 만나는 부위에 흉관을 삽입한다. 더 아래 부위에 흉관을 삽입하면 횡격막 밑으로 들어갈 위험이 있어 간이나 비장이 손상될 가능성이

있다.

3) 대상자를 앙와위(기흉)나 반좌위(혈흉)로 눕힌다. 앙와위일 경우 환측의 팔을 머리 위로 올린다.
4) 진정제나 진통제를 처방에 따라 투약한다.
5) 흉곽배액 장비를 준비한다.
   (1) 모든 장비가 있는지 확인한다.
   (2) 무균적으로 용기에 소독액을 담는다.
   (3) 튜브의 끝을 대형 켈리 클램프로 잡는다.

6) 필요하다면 자가수혈 장비를 준비한다.

절차

1) 시술자는 손을 씻고 개인용 보호장비를 착용한다.
2) 전액와선상 4번째 늑간에 삽입 부위를 표시한다(▶그림 30-1).
   (1) 공기: 우측 또는 좌측 2번째 늑간
   (2) 체액: 우측 또는 좌측 5번째 또는 6번째 늑간
   (3) 절개 부위는 삽입 부위보다 하나 아래 늑간이다.

3) 소독액으로 삽입 부위를 닦는다.
4) 멸균포로 흉부를 덮는다.

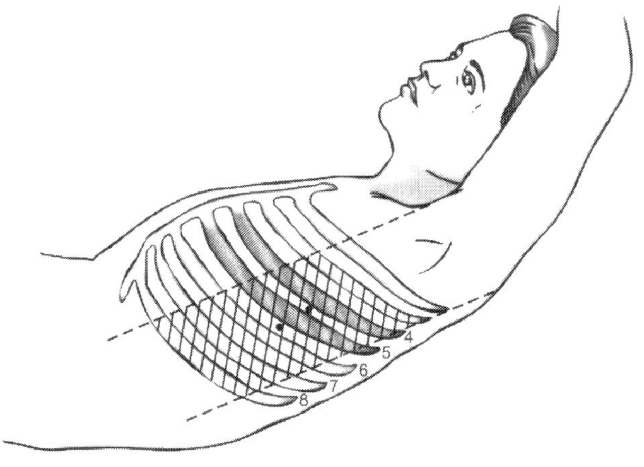

▶ 그림 30-1 흉관 삽입 부위

5) 대상자가 의식이 있고 대상자의 상태가 허락한다면 삽입 부위에 국소마취제를 주입한다. 25G 주사바늘로 리도카인을 더 깊이 피하조직, 늑간근, 벽측흉막에 주입하여 마취한다(약 10~20mL의 리도카인이 요구된다. 리도카인의 최대 허용량은 5mg/kg).
6) 삽입할 흉관으로 삽입 부위부터 폐첨까지의 길이를 재서 흉관 위에 표시해 둔다.
7) 5번째 늑간에 2~4cm 정도 늑골과 나란히 피부를 절개한다(동맥, 정맥, 신경이 손상되지 않도록 주의한다).
8) 켈리나 가위(Mayo scissors)로 늑골과 상부 표면을 박리해 들어간다(▶ 그림 30-2). 신경과 혈관들이 늑골의 하부로 지나가므로 주의한다.
9) 벽측 흉막까지 관통한 후 켈리를 빼고 손가락을 넣어 흉강을 확인한다(▶ 그림 30-3).
10) 켈리로 흉관을 잡고 흉관 끝의 구멍들이 모두 흉막강 내에 위치하도록 흉관을 뒤쪽, 머리쪽으로 삽입한다. 혈액이나 기체가 나오면 올바른 위치에 삽입된 것이다.
11) 흉관의 다른 쪽 끝을 밀봉 배액장치에 연결한다.
12) 쌈지 봉합으로 흉관을 흉벽에 고정한다.

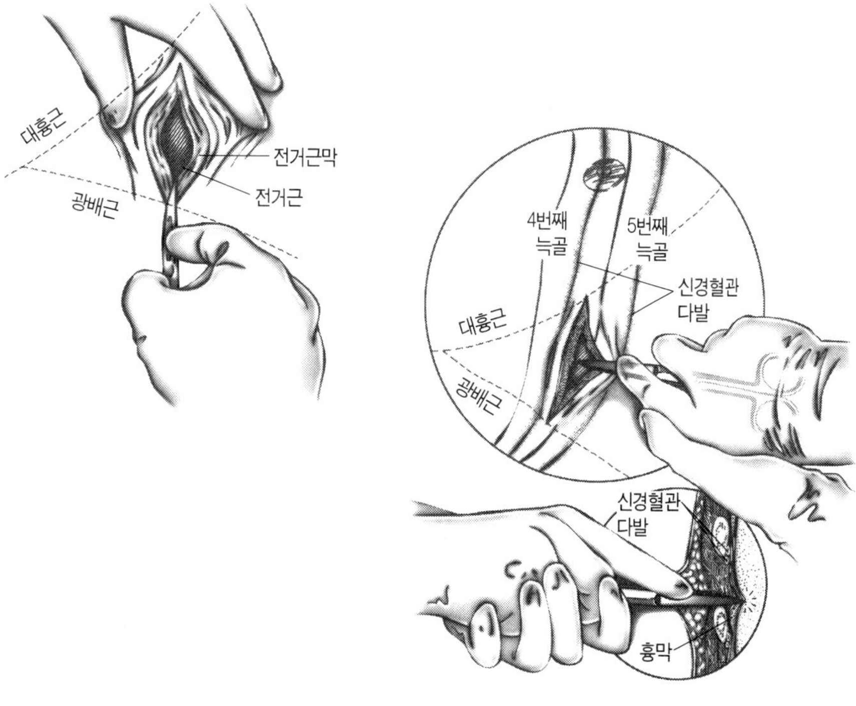

▶ 그림 30-2 켈리겸자를 늑막강으로 삽입한다.

제8부

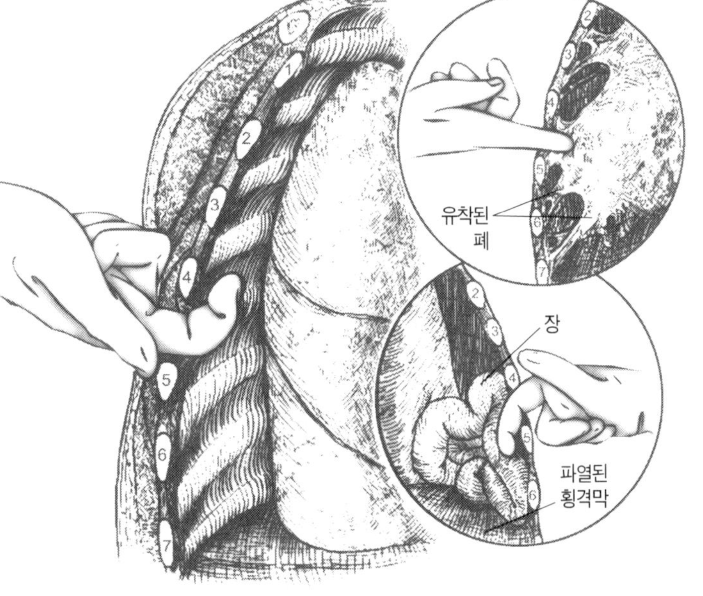

▶ 그림 30-3 늑막천공을 확인하기 위하여 절개 부위로 장갑 낀 손을 삽입하고 유착을 사정한다.

13) 피부로 나온 흉관 주위를 바세린 거즈와 Y 거즈로 덮은 후 반창고를 단단히 붙인다.
14) 흉관 주위, 위, 아래쪽으로 배액흡수용 스폰지를 댄다.
15) 4×4인치 거즈를 덮고 반창고를 붙인다.
16) 흉부 방사선 사진을 촬영한다.
17) 차트에 기록한다.

연령에 따른 고려사항

1) 아동들에게는 일반적으로 16, 20, 24 Fr 크기의 흉관을 사용하고, 영아에게는 8~12 Fr 크기의 흉관을 사용한다.
2) 대상자의 체격에 따라 흉관 삽입의 위치가 달라질 수 있으나 아동의 경우 중앙액와선상 3번째 늑간에 삽입하여 흉관의 끝을 흉골 아래로 향하게 할 수 있으며, 어른과 마찬가지로 흉관을 4번째나 5번째 늑간에 삽입할 수도 있다.
3) 작은 영아의 경우 드레싱을 크게 하면 흉벽의 움직임을 방해하여 호흡을 방해할 수 있다.

합병증

1) 부정확한 삽관 및 흉관 이탈
2) 출혈, 혈종, 감염
3) 폐, 간, 기타 복부 장기의 손상
4) 늑간 다발의 손상
5) 관의 폐쇄 혹은 꼬임(긴장성 기흉을 초래할 수 있음)
6) 통증(폐가 다시 확장될 때)
7) 무기폐, 폐렴(대상자가 움직이지 않음)
8) 흉관을 제거한 후 원인 질환의 재발

대상자 교육

1) 만약 대상자의 상태와 시간이 허용된다면 흉관 삽입의 이유와 절차를 설명한다.
2) 시술동안 대상자의 역할은 가능한 부동자세를 유지하고 편안하게 호흡하는 것임을 설명한다.
3) 시술 후 부적응증이 없다면 대상자에게 반좌위를 취하도록 교육한다.
4) 대상자에게 매 2시간마다 체위를 변경하도록 교육한다.
5) 대상자에게 기침과 심호흡을 하도록 교육하고 시술 부위에 보호대를 댄다.
6) 시술 부위 쪽 팔의 능동적 또는 수동적 관절범위 운동을 격려한다.
7) 대상자와 가족에게 배액장치를 항상 흉관 삽입 부위 아래로 유지하도록 교육한다.
8) 처방된 진통제와 다른 통증 완화 방법에 대해 교육한다.

제31장 흉강천자술

정의

흉강천자술(needle thoracentesis)은 주사침을 흉강내 삽입하여 공기나 혈액을 제거하는 것이다.

적응증

긴장성 기흉으로 호흡부전이나 심혈관계 이상이 있어 즉각 감압을 해야 하는 경우에 시행한다. 긴장성 기흉은 다음 중 한 가지 이상이 해당하는 경우에 의심된다.

- ☑ 호흡부전
- ☑ 한쪽 폐의 호흡음이 감소되었거나 소실되었을 때
- ☑ 저산소혈증의 징후
- ☑ 경정맥의 팽대(중심정맥압 상승)
- ☑ 저혈압
- ☑ 한쪽 폐의 과공명음
- ☑ 기관 편위
- ☑ 무맥성 전기활동

금기증 및 주의사항

1) 흉강천자는 흉관 삽입을 할 수 있을 때까지 잠정적으로 시행된다.
2) 외상으로 횡격막 파열이 있고 흉강으로 복부장기가 탈장되면 긴장성 기흉과 비슷할 수 있다.
3) 긴장성 기흉의 긴박한 특성으로 의사가 즉각 처치할 수 없는 곳에서는 훈련된 간호사나 보조인력에 의해 이 시술이 수행되는 점을 고려해야 한다. 즉각적으로 중재하지 않으면 환자는 심장마비로 고통을 받을 수 있다.
4) 주사침 삽입 부위의 피부감염이 있는 대상자는 금한다.
5) 비 협조적이거나 불안해하는 대상자는 금한다.

6) 양압환기를 하는 대상자는 금한다.
7) 호흡곤란이 심한 대상자는 금한다.

준비물

- ☑ 소독액
- ☑ 멸균 장갑, 모자, 가운, 마스크, 방포
- ☑ 4.5~6cm 길이, 10~18G 혈관바늘(angiocatheter)
- ☑ 22G, 1.5인치 바늘이 있는 10mL 주사기, 2% 리도카인
- ☑ 3-way 마개, 30 또는 50mL 주사기
- ☑ 진공 수집병이나 수집백
- ☑ 드레싱 물품(4×4인치 거즈 패드, 배액흡수용 스폰지, 반창고)

대상자 준비

1) 대상자를 반좌위(기흉)나 침대 옆 의자에 앉히고(혈흉) 침대용 탁자 위에 양팔을 올려놓는다.
2) 소독액으로 삽입 부위를 닦는다(▶그림 31-1).
3) 천자할 부위(환측 중앙쇄골선상이나 후액와선상에서 흉부 방사선 사진이나 흉부 타진으로 측정된 부위보다 하나 아래의 늑간)를 소독한 후에 멸균방포로 덮는다.

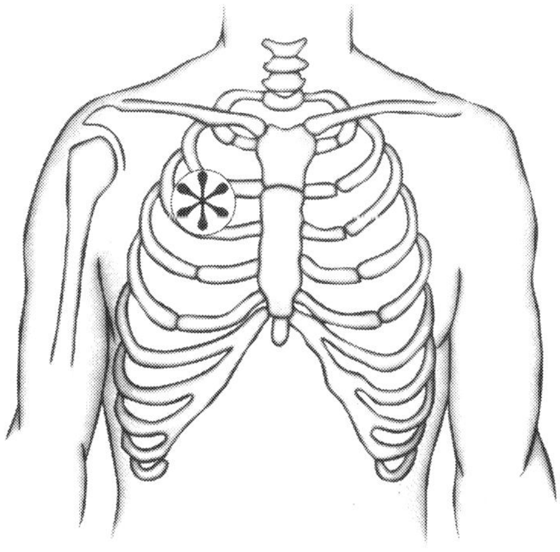

▶ 그림 31-1 주사침개흉술 부위

절차

1) 손을 씻고 개인용 보호장비를 착용한다.
2) 무균적으로 흉강천자 세트를 연다.
3) 소독액으로 천자할 부위(환측 중앙쇄골선상이나 후액와선상에서 흉부 방사선 사진이나 흉부타진으로 측정된 부위보다 하나 아래의 늑간)를 소독한 후에 멸균 방포로 덮는다.
4) 22G 주사침이 달린 10mL 주사기를 이용하여 리도카인으로 피부와 피하조직을 국소마취시키고 22G 주사침으로 벽측 흉막까지 마취시킨다.
5) 천자바늘을 늑골 바로 위 피부에 찌른 후 늑골의 위를 통과하여 늑간으로 밀어 넣는다. 이렇게 해야 늑골 아래에 위치한 늑간신경과 동맥을 손상시키지 않는다. 이 때 공기가 흡인되면 긴장성 기흉을 확진할 수 있다. 공기가 나오지 않거나 천자 후 증상이 좋아지지 않는다면 심낭압전, 심근좌상 또는 공기색전의 가능성을 고려해야 한다.
6) 주사침을 제거한 후에 혈관 카테터를 3-way 마개가 부착된 30mL 혹은 50mL 주사기를 도관에 연결하고 흉부 쪽을 막아 놓는다. 3-way 마개에서 연결 튜브를 헤파린 처리된 진공 수집병이나 수집백에 연결하고 3-way 마개를 열어 공기나 액체를 받아낸다.
7) 대상자에게 다시 호기 지속상태로 있도록 한 후에 카테터를 재빨리 뽑고 천자 부위를 손가락으로 적어도 30초 이상 압박한 다음 드레싱을 한다.
8) 모든 절차를 마친 후에 흉부 방사선 사진을 촬영한다.

연령에 따른 고려사항

1) 아동이 호흡 시 부속 근육을 사용하고 코를 벌렁거릴 때 긴장성 기흉을 의심할 수 있다.
2) 아동과 성인의 삽입 위치와 삽입 방법은 동일하다. 아동에게 더 가는 바늘이나 도관을 사용한다.

합병증

1) 시술 전에 기흉이 없었던 환자에서 기흉 발생

2) 삽입 부위에 혈종이나 폐열상
3) 횡격막 파열이나 복부장기에 탈장이 있을 때 복강장기의 천공
4) 흉골 가까이 바늘 삽입 시 내유 동맥에 열상과 출혈, 혈흉 발생
5) 긴장성 기흉의 감압 실패로 환자상태 악화
6) 천자 부위 감염(후기)
7) 늑막염/농흉(후기)

대상자 교육

1) 절차와 목적에 대하여 설명한다.
2) 시술 중 대상자가 잘 협조하도록 설명한다.

제32장 심막천자

정의

심막천자(pericardiocentesis)는 심낭천자(pericardial tap)로도 알려져 있으며, 심낭강에 주사침을 삽입하여 혈액, 삼출액을 제거하는 것이다.

적응증

1) 흉부에 둔기 외상이나 천공으로 인한 심박출량의 감소, 경정맥압의 상승을 동반한 중심정맥압 상승, 약한 심음과 저혈압(Beck's triad)이 있는 심낭압전의 진단
2) 감염, 종양, 출혈 또는 인공심박동기와 같은 심장 안에 기기고정술로 인한 심장압전 완화
3) 무맥성 전기활동의 진단 및 치료
4) 심낭삼출액의 배액을 위해 '돼지꼬리형 도관(pigtail catheter)' 삽입
5) 흉부 대동맥류 파열

금기증 및 주의사항

1) 심막천자는 형광투시나 심장 초음파를 하면서 심도자실에서 시행하는 것이 바람직하지만 응급실에서 초음파나 심장 초음파를 활용하여 시행할 수 있다. 심전도를 이용한 방법(ECG-assisted 'blind' technique)도 초음파나 형광투시를 하는 데 시간이 지체될 때 이용할 수 있다. 환자가 안정되고 초음파를 이용할 수 없을 때 전산화단층촬영으로 정확한 진단을 할 수 있다.
2) 항응고제 투여 환자는 특별한 주의가 필요하다.
3) 모든 기구들은 안전하게 준비되고, 전류가 적당히 접지가 되어 부정맥의 발생을 예방해야 한다.
4) 외상성 심낭압전은 심막천자가 부적당할 수 있으며, 심막에 있는 혈전을 제거하기 위해 심장막개창술(pericardial window)이나 기타 수술 중재가 요구된다.

준비물

- ☑ 16~18G 심장이나 척추 주사침 또는 6인치 혈관도관, 60mL 주사기
- ☑ 3-way 마개, 악어입(alligator) 클램프/케이블, 켈리 클램프, 테이프
- ☑ 12 유도 심전도기 또는 5 유도 심전도기
- ☑ 소독액
- ☑ 거즈 드레싱
- ☑ 국소마취제와 주사기
- ☑ 멸균 장갑
- ☑ 가운과 마스크
- ☑ 심장소생술 기구
- ☑ 진단검사(배양, 세포검사)를 위한 검체물 용기
- ☑ 소생술 기구(제세동기, 흡인기 등)

대상자 준비

1) 가능하면 흉부 사진과 12 유도 심전도를 시술 전에 확보하고 맥박산소계측과 심전도 감시를 시작한다.
2) 대상자가 안정되고 좌위가 가능하면 심첨에 혈액이 모여 있고, 횡격막과 복부 장기를 아래로 보내며 심장이 전면과 밀착이 되므로 반좌위(semi-fowler's position)를 취한다.
3) 비위관을 삽입하여 위를 감압한다.
4) 심전도의 사지 유도를 연결한다.

절차

1) 소독액으로 좌측 늑골연부터 검상돌기까지 흉부를 소독한다.
2) 피부와 주사침 경로를 국소마취한다.
3) 11번 칼로 절개한다.
4) 심전도 감시기를 장치하고 척수용 주사침을 흉부유도에 alligator clamp로 연결한다.
5) 검상돌기와 좌측 늑골연이 만나는 지점을 촉진한다. 심근천자를 최소화하고 완

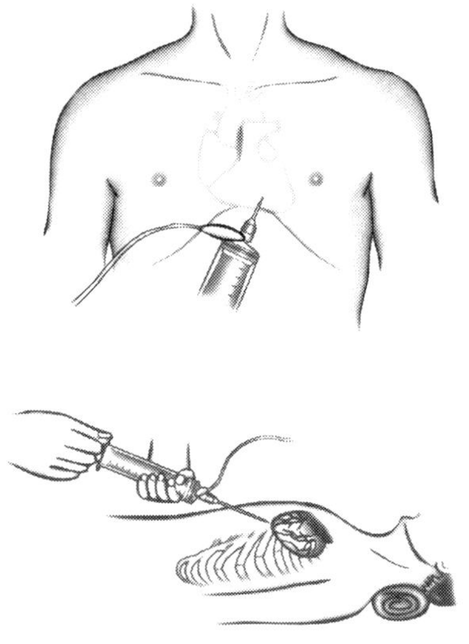

▶ 그림 32-1 심낭천자와 심전도 기계에 악어입 케이블(alligator cable) 연결

전한 액체 배액을 확인하기 위하여 검상돌기 하부 접근이 가장 흔히 사용된다. 검상돌기 아래에서 30~45° 각도로 좌측 어깨를 향하여 18G 바늘을 내관과 함께 밀어 넣는다(▶그림 32-1). 바늘이 피부를 천자하자마자 내관을 제거하고 60mL 주사기를 3-way 마개와 함께 연결한다.

6) 바늘을 삽입하면서 주사기의 플런저를 부드럽게 흡인한다. 만일 심전도상 ST 분절의 상승이나 조기 심실수축을 흉부 유도에서 관찰한다.

7) 혈액이 보인 후에 다음이 발생할 수 있다.
   (1) 혈액이 채취되면, ST분절이나 T파의 변화, 넓은 QRS군 또는 조기 심실수축을 볼 수 없다면, 가능한 많은 양의 혈액이나 액체를 제거한다.
   (2) (1)과 같은 심전도가 발생한다면(주사침이 심외막이나 심근에 있음을 의미함) 환자의 기본파형으로 돌아올 때까지 주사침을 천천히 뽑는다.

8) 만일 혈액을 흡인하는 동안 주사기에 혈액이 채워지면 주사침을 뽑는 대신에 3-way 마개를 돌려 주사기에서 혈액을 곡반으로 배출한다. 가능한 한 많은 양(10~150mL)의 혈액을 제거한 후에 주사기를 제거하고, 3-way 마개를 닫고, 주사침은 흉벽에 안전하게 테이프로 고정하거나 봉합하거나 피부에서 켈리로 집어 빠지거나 들어가지 못하게 고정한다. 심낭강에서 배액한 혈액은 일반적으로 응고되지 않으나 심한 출혈일 경우 심실에서 나온 혈액으로 탈섬유소가 되기 전이므로 응고될 수 있다.

9) 심장압전의 증상에 대한 재발을 주의깊게 관찰한다.

합병증

1) 심실이나 관상혈관의 열상으로 인한 급성압박(tamponade)이나 경색
2) 폐 천공으로 인한 기흉
3) 심정지를 포함한 심부정맥
4) 대동맥, 하대정맥, 식도, 위, 간이나 복막천자
5) 심막강 내로 지속적인 유출로 인한 심박출량 감소
6) 정맥의 공기색전증
7) 심막염(후기)

대상자 교육

1) 절차와 목적에 대하여 설명한다.
2) 시술 중 대상자가 잘 협조하도록 설명한다.
3) 심장도관을 삽입하고 있는 동안 자주 모니터해야 함을 설명한다.
4) 심장압전 시에 나타날 수 있는 징후 및 증상을 설명한다.

제33장 동맥관삽입술

정의

동맥관삽입술은 혈역학적으로 불안정한 환자에게 동맥 내에 관을 삽입하여 압력을 측정하거나 계속 관찰하기 위한 것으로 A-line 또는 art line으로 알려져 있다.

적응증

1) 혈역학적으로 불안정하여 지속적인 동맥압 모니터
2) 반복적인 동맥혈액 검체를 수집
3) 지속적인 혈관작용 약물의 투약효과를 모니터
4) 평균동맥압(MAP)과 같은 혈역학적 지표를 모니터

금기증 및 주의사항

1) 맥박이 만져지지 않을 때
2) 측부순환이 감소되었거나 없을 때(예: 알렌검사 양성)
3) 삽입 부위의 피부 감염
4) 과거에 삽입 부위를 수술한 경우
5) 사지에 심한 손상을 입은 경우
6) 동맥관이 분리되면 대량 출혈이 발생할 수 있다.
7) 동맥관을 가지고 있는 대상자는 모니터에 연결하여야 하며 알람을 항상 작동시켜 문제가 발생하면 간호사가 즉시 알 수 있도록 한다.

준비물

- ☑ 소독액
- ☑ 유리 혹은 실리콘 플라스틱 3mL 주사기, 멸균 장갑, 모자, 가운, 마스크, 방포
- ☑ 25G, 1.5인치 바늘이 있는 10mL 주사기, 1% 리도카인 1~2mL

☑ 20 또는 22G 혈관주사침(arterial guidewire kit)
☑ 손목 고정대
☑ 3-way 마개 2개
☑ 혈역학 감시를 할 수 있는 심장 모니터
☑ 압력관, 압력 변환기
☑ 실크 또는 4-0 나일론, 봉합침
☑ 바늘집게
☑ 연결 선
☑ 헤파린 500~1,000 unit가 포함된 생리식염수나 링거액
☑ 드레싱 물품(4×4인치 거즈 패드, 배액흡수용 스폰지, 반창고)

대상자 준비

1) 심장 모니터를 준비한다.
2) 관을 삽입할 동맥(요골동맥, 상완동맥, 대퇴동맥)을 확인한다. 요골동맥은 측부순환이 용이하고, 대상자의 움직임을 제한하지 않고, 시술자 역시 편하게 접근할 수 있어서 가장 먼저 선택되는 장소이다. 알렌검사나 도플러 초음파기를 이용하여 측부순환을 확인한다.
3) 팔이나 다리를 신전하여 자세를 취한다. 요골동맥을 사용할 경우 손목을 과신전한 후에 손목 아래에 타올을 말아 지지한 후에 테이프를 붙인다(▶ 그림 33-1). 상완동맥을 사용할 경우에 팔을 베개로 지지한다. 대퇴동맥을 사용할 경우 앙와위를 취한 후에 대상자의 다리를 신전시킨다.

제8부

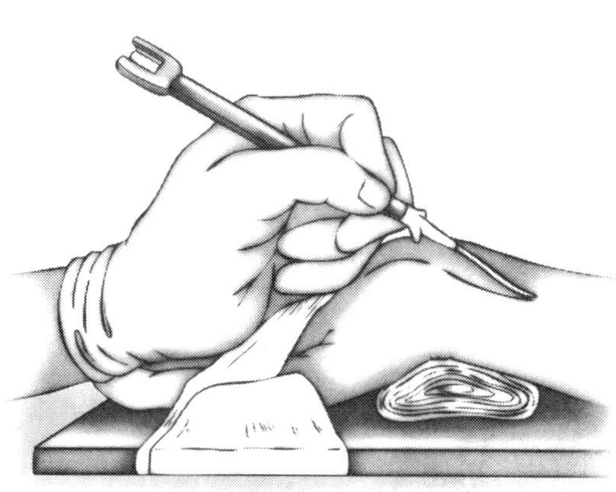

▶ 그림 33-1 요골동맥관 삽입

4) 동맥관을 삽입할 부위를 소독액으로 소독한다.

절차

1) 혈역학 모니터를 켠다.

2) 압력 모니터 장치를 준비한다(▶그림 33-2).

a. IV 압력 세트에 수액을 통과시켜 공기를 모두 제거한다.

b. IV 세트에 변환기를 연결하고, 연결마개 2개를 부착한 다음 끝에 연장 세트(extension set)를 붙인다.

c. 클램프를 열어 세트와 변환기에 수액을 통과시키고 제조사의 설명서대로 피그태일(flush device)을 작동시킨다. 각각의 연결마개에도 수액을 통과시켜 공기를 제거한 다음 대상자와 변환기 쪽으로 열어 놓는다.

d. 압력백 또는 커프에 수액을 넣어 걸대에 걸어 놓는다. 압력백에는 약 300mmHg 압력을 적용한다.

e. 대상자의 우심방 높이(중앙액와선과 4번째 늑간이 만나는 점)에 변환기의 위치를 잡아 놓는다.

f. 현재 실내 압력에서 장치의 영점을 맞춘다. 대상자 쪽의 연결마개를 막고 뚜껑을 열어 변환기를 외부에 개방시킨 다음 모니터의 영점화 단추를 누른다.

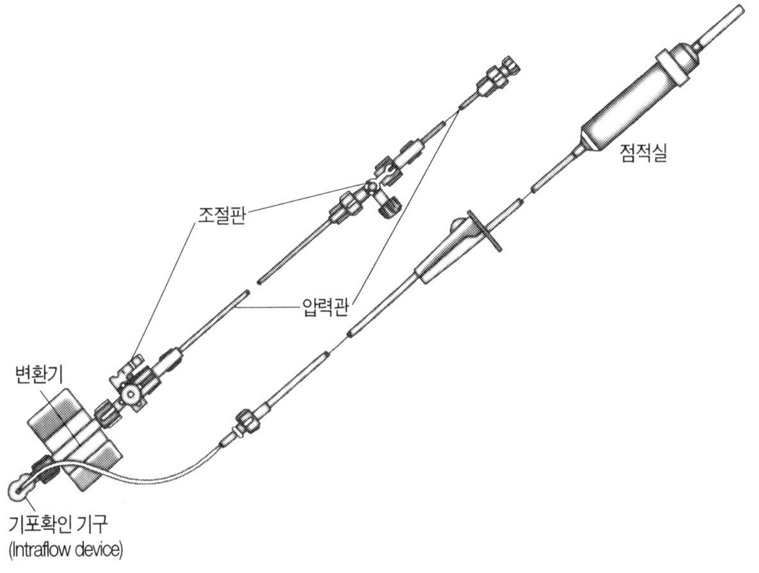

▶ 그림 33-2 압력 모니터링을 위해 준비된 변환기와 관

영점화를 마치면 뚜껑 쪽으로 약간의 수액을 흘려보낸 다음 연결마개를 다시 대상자와 변환기 쪽으로 돌려 놓는다. 영점화는 증폭장치에 연결하거나 분리시킬 때마다 항상 실시해야 한다.

3) 국소마취제를 삽입 부위에 주입한다.
4) 캐뉼라를 대상자의 동맥에 삽입 후에 내부의 철사를 제거한다. 카테터에 혈액이 차도록 둔다.
5) 카테터에 압력 세트를 단단히 연결한다.
6) 혈액을 관에서 깨끗이 제거하기 위하여 피그태일을 작동시킨다.
7) 카테터의 위치를 정한다.
8) 소독액으로 삽입 부위 주위를 닦고 카테터를 안전하게 반창고로 고정한다.
9) 모니터의 압력 파형을 관찰하고, 혈압을 확인한다(▶그림 33-3). 정확한 동맥압을 모니터하기 위하여 커프의 압력을 확인한다.
10) 대상자의 임상상황에 맞게 모니터의 알람을 조정한다.
11) 동맥혈가스분석을 위해 혈액을 채취할 때에는 연결마개 부분을 이용한다.

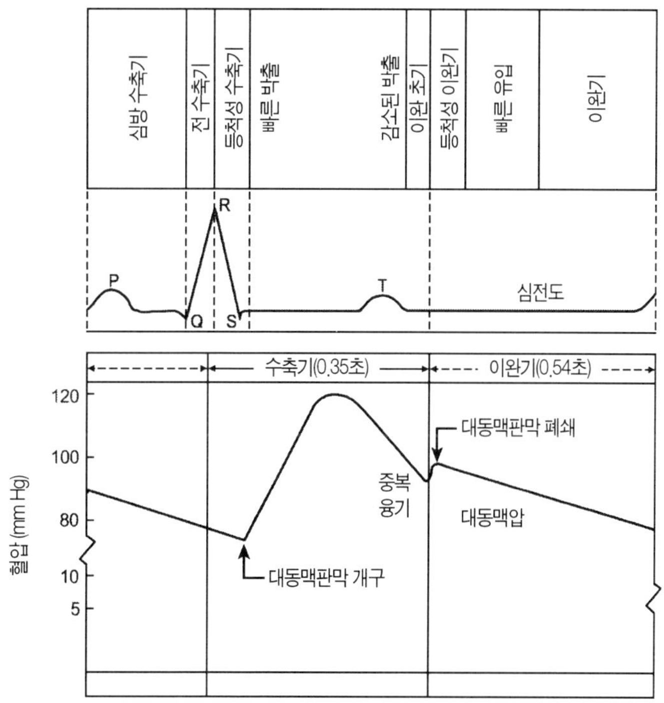

▶ 그림 33-3 동맥압 파형

연령에 따른 고려사항

1) 소아에게 족배동맥, 후경골동맥 또는 측두동맥에 동맥관을 삽입할 수 있다.
2) 영아의 경우 동맥관 개방상태를 유지하기 위하여 지속적으로 헤파린이 포함된 식염수를 1~3mL/hr의 속도로 주입한다.

합병증

1) 공기색전증
2) 심한 출혈
3) 변환기의 위치가 올바르지 않을 때 부정확한 혈압 측정
4) 동맥관이 혈관에 박히거나 혈전의 형성, 도관의 꼬임이나 변환기 판(transducer diaphragm)과 둥근 덮개판(dome diaphragm) 사이에 공기포획이 있을 때 동맥 파형의 감폭(damping)(▶그림 33-4)
5) 감염 또는 신경손상

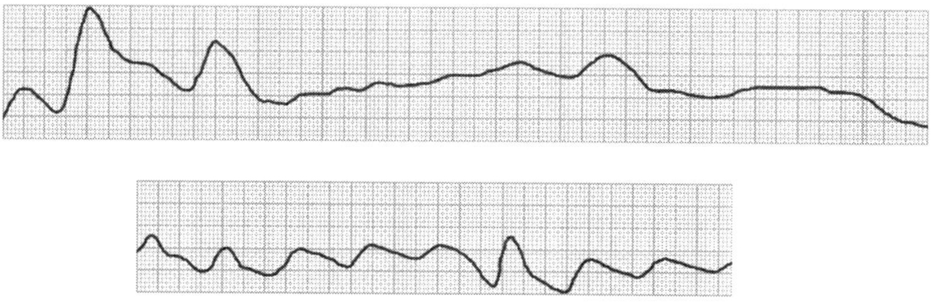

▶ 그림 33-4 동맥 파형의 감폭(dampening)

대상자 교육

1) 침대 안에서 움직일 때 동맥관이 빠지지 않도록 주의한다.
2) 동맥관이 분리되거나 삽입 부위가 축축하면 즉시 보고한다.

제34장 치골상부 도뇨관삽입술

정의

치골상부 도뇨관삽입술(suprapubic catheterization)은 치골상부 방광배액술(suprapubic bladder drainage) 또는 치골상부 방광루술(cystostomy)로 알려져 있으며, 일시적 또는 영구적으로 소변을 배액시키기 위하여 시행하는 시술이다.

적응증

1) 요도손상으로 인해 장기간 요도에 도관을 삽입하는 것 대용
2) 협착이나 전립선 폐쇄 때문에 요도로 관을 삽입하는 것이 불가능할 때
3) 골반 골절

금기증 및 주의사항

응고장애와 이전의 하복부 수술 경험이 있다면 특히 주의한다.

준비물

- ☑ 미리 포장되어 있는 치골상부 도뇨관 세트(▶그림 34-1)
- ☑ 배액관(침상에 놓는 소변백 또는 다리백)
- ☑ 멸균 장갑
- ☑ 소독액
- ☑ 멸균 방포
- ☑ 외과용 칼(11번)
- ☑ 국소마취를 위한 1% 리도카인
- ☑ 국소마취를 위한 주사기, 바늘
- ☑ 바늘집게
- ☑ 나일론 4-0

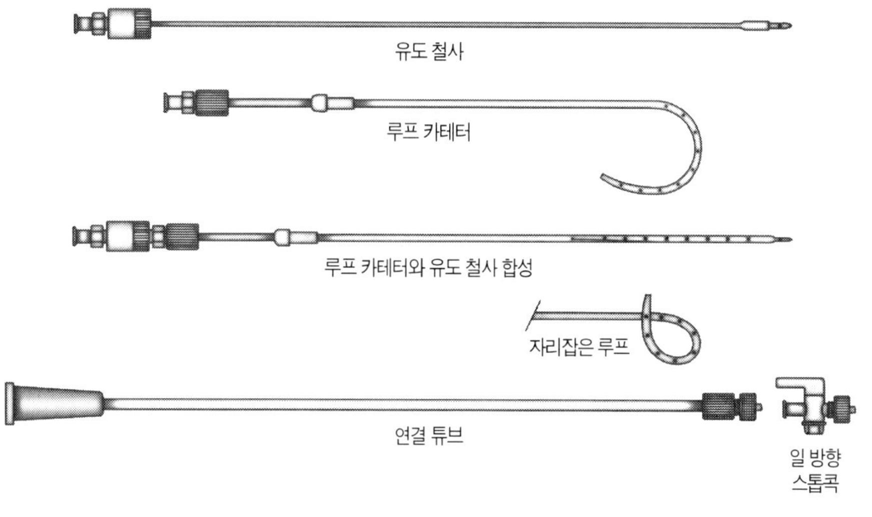

▶ 그림 34-1 경피적 루프 치골상부 카테터 세트의 구성

☑ 배액 스폰지
☑ 반창고
☑ 항생제 연고

대상자 준비

1) 만약 방광이 팽만되지 않은 상태라면 도뇨관을 이용하여 멸균 생리식염수로 방광을 채우거나 방광이 채워질 때까지 대상자에게 음료수를 마시도록 한다. 방광이 팽만되면 외부에서 방광의 위치를 찾기가 쉬워진다.
2) 대상자를 앙와위로 눕게 하고 복부를 노출시킨다.

절차

1) 소독액으로 삽입 부위를 소독한다.
2) 국소마취제를 삽입 부위에 주사한다.
3) 치골결합에서 2~3cm 위에 그러나 방광의 상부 경계면보다는 아래 정중선 피부를 작게 절개한다.
4) 하복부 수술 경험이 없는 대상자는 카테터를 수직으로 삽입한다. 과거 하복부

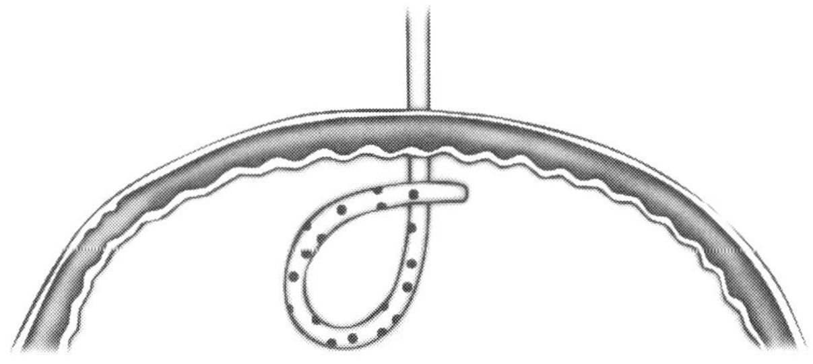

▶ 그림 34-2 치골상부 카테터의 루프가 방광 천정 아래에 완전히 들어가 폐쇄적으로 위치하고 있는 모습

수술 경험이 있는 대상자는 카테터를 치골결합을 향해 30° 정도 기울여 삽입한다. 소변이 보일 때까지 유도 철사, 바늘, 캐뉼라를 통해 꼬리뼈 방향으로 서서히 밀어 넣는다. 4~5cm 정도되는 지점까지 밀어 넣거나 모서리가 피부에 닿을 때까지 넣는다. 만약 경피적 루프 카테터를 사용한다면, 카테터가 몸 안으로 완전히 들어간 폐쇄된 위치에서 루프를 안전하게 유지하기 위해 잘 잡아당긴다 (▶그림 34-2). 카테터 축 주위를 끈과 타이로 충분히 감는다.

5) 반창고나 봉합을 이용하여 카테터를 고정한다. 일부 치골상부 카테터는 위치고정을 위해 풍선이 필요할 수 있다. 어떤 카테터는 스스로 고정이 되도록 2~4개의 날개가 부착되어 있기도 하다.
6) 소변이 흐르지 않으면 카테터가 방광에 잘 들어갔는지 확인하기 위해 주사기로 흡인을 시도해 보거나 소변의 흐름이 보일 때까지 카테터를 2.5cm 정도 더 조심스럽게 밖으로 잡아당겨 본다. 이때 방광에서 카테터가 빠지지 않도록 주의한다.
7) 카테터를 배액관에 연결하고 방광을 비운다.
8) 카테터가 삽입된 복부 피부에 소독액을 바른 후 반창고로 고정한다.

합병증

1) 장 천공 또는 복막 천공
2) 삽입 부위와 방광의 감염
3) 삽입 부위 주변의 피부손상
4) 카테터 꼬임
5) 삽입 부위 주변의 소변 누출

대상자 교육

1) 매일 절개 부위를 깨끗이 소독하고 드레싱한다. 절개 부위를 소독할 때는 절개 부위에서 시작하여 밖으로 원을 그리며 소독한다.
2) 카테터가 막혔다면 비뇨기과를 방문한다. 카테터를 대상자 스스로 제거하지 않는다.
3) 만약 다음과 같은 상황이 발생하면 담당 비뇨기과 의사에게 연락하거나 응급실을 방문한다.
   a. 조절되지 않는 소변 누출
   b. 피부손상
   c. 삽입 부위에서 악취가 나거나 농성 배액 또는 발적
   d. 소변에서 악취가 나거나 혼탁하거나 혈뇨 배액
   e. 복부통증
   f. 발열

제 9 부

세척술

제35장 방광세척술

정의

방광 세척은 혈괴로 인해 막힌 도뇨관의 개방성을 되찾는 절차이다. 또한 혈괴 형성을 방지하기 위하여 소변이 자연스럽게 배출되도록 생리식염수를 이용하여 방광을 지속적으로 세척하는 절차를 말한다.

적응증

1) 비뇨기계 수술 후 혈괴형성 방지
2) 폐쇄된 도뇨관 청결
3) 방광의 혈괴 및 침전물 제거

금기증 및 주의사항

1) 급성 방광염
2) 급성 요도염

준비물

- ☑ 삼중 내강 도뇨관(▶그림 35-1)
- ☑ 도뇨 세트
- ☑ 소변백
- ☑ 세척 세트
- ☑ 세척 용액(생리식염수)
- ☑ 소독액
- ☑ 비멸균 장갑
- ☑ 개인 보호장비
- ☑ 방수포
- ☑ 걸대

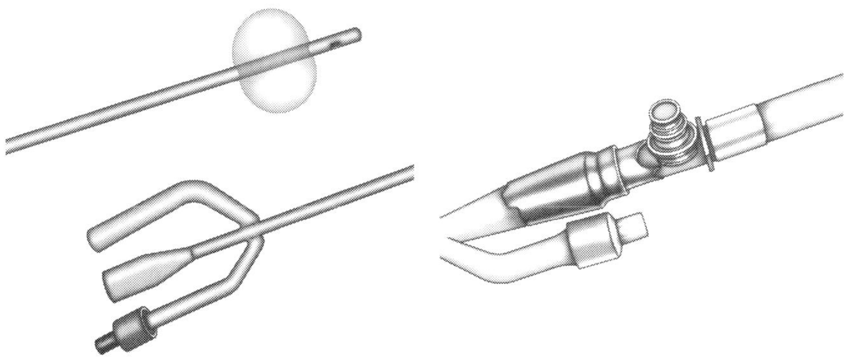

▶ 그림 35-1 삼중 내강 도뇨관

절차

1) 대상자에게 절차를 설명하고 프라이버시를 보호해 준다.
2) 대상자가 안정을 취하는 동안 카테터 삽입이 용이한 체위를 취해 준다.
3) 걸대에 세척액을 걸고 세척 세트를 무균적으로 연결한다.
4) 무균적 절차로 삼중 내강 도뇨관을 요도를 통해 방광에 삽입한다.
5) 카테터 연결 부위 아래에 방수포를 깐다.
6) 손을 씻는다.
7) 소독액으로 카테터와 세척 세트의 입구를 닦고 건조시킨다.
8) 세척 세트와 카테터를 연결한다.
10) 세척 세트를 열어 세척액이 방광에 주입되게 한다(▶그림 35-2).

유의점

1) 카테터를 삽입하고 유지하는 동안 멸균법과 폐쇄배액체계를 유지한다.
2) 세척 속도는 30~60mL/hr를 유지하되 배출되는 용액에 혈액이 많으면 속도를 높인다.
3) 생리식염수는 혈괴 제거와 예방에 추천된다. 물은 방광에서 삼투압에 의해 흡수될 가능성이 있어 사용하지 않는다.
4) 세척은 일반적으로 24~48시간 동안 실시하고 배출되는 소변의 색이 옅어지면 중단한다.
5) 체온과 유사한 온도로 보관한 생리식염수를 주입하여 방광의 연축을 방지한다.

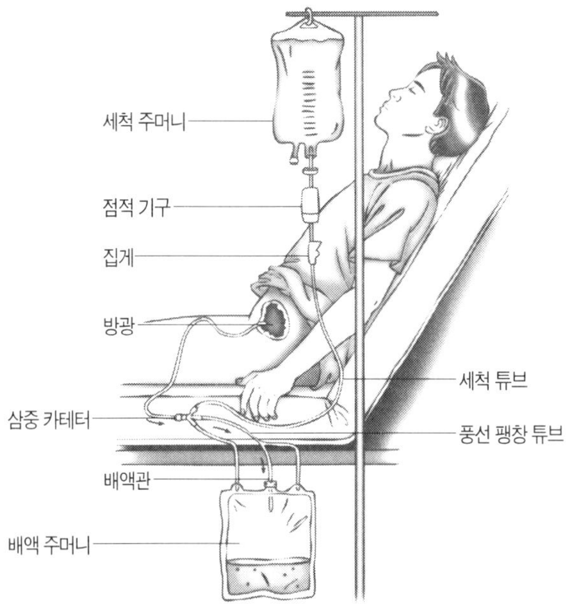

▶ 그림 35-2 방광세척 자세

6) 대상자의 섭취량/배설량을 정확하게 기록한다. 특히 골반과 방광에 방사선 치료를 받는 환자들이나 쇠약한 노인은 세척 시 방광 파열의 위험이 있으므로 주의한다.
7) 대상자가 통증을 호소하면 0~10점 척도로 사정하고, 방광팽만의 원인을 규명하고, 배액관이 접히거나 꼬였는지 확인하고, 배액량의 적절성을 평가하고, 혈괴가 있다면 막혔을 가능성을 평가하기 위하여 섭취량/배설량을 점검한다.

합병증

1) 수동으로 세척할 때 지나친 압력을 가하면 방광 봉합선에 손상을 가해 소변이 누출될 가능성이 있다.
2) 경요도전립선절제술 후 24시간 이내에 도뇨관을 재 삽입하면 전립선낭이 파열되고 방광삼각 아래의 카테터 위치가 달라질 위험이 있다.
3) 방광파열
4) 감염
5) 전해질 불균형

제36장 위세척술

정의

위 세척은 진단과 치료적인 목적으로 위의 내용물을 제거하는 절차이다.

적응증

1) 위 세척은 여전히 급성 위장출혈 치료에 사용되나 치료적 가치는 증명되지 않았다. 대부분의 병원에서 우선적으로 식도 위십이지장 내시경을 실시하여 상부 위장관 출혈 부위를 확인한다. 일부 연구에서는 위 세척이 혈괴를 가진 상부 위장관 출혈 치료에 유용하다고 보고하였다.
2) 위 분비물을 세척하여 제거하기 위해, 위장관을 감압하여 오심, 구토를 예방하기 위함이다.
3) 출혈 부위와 출혈속도에 대한 정보를 얻기 위함이다.
4) 혈괴를 제거하는 데 유용하다.
5) 독극물질을 제거하기 위하여 적용한다. 생명에 위협이 되는 중독이면서 음독 60분 이내에 실시할 수 있을 때에만 고려의 대상이 된다. 그러나 독극물질 제거를 위한 위 세척의 임상적인 유익성은 아직 확증되지 않은 상태이다.

금기증 및 주의사항

1) 위장관 출혈이 있을 때의 세척은 오히려 출혈 중인 혈관을 자극하여 출혈이 심해지고 결국에 환자가 쇼크 상태에 빠질 수 있다.
2) 대상자의 의식이 명료하지 않거나 구토반사가 없다면 위 세척 중 흡인의 위험이 있다.
3) 얼음물이나 찬 식염수를 이용한 위 세척에 관한 논란이 계속되고 있다.
4) 음독 환자의 경우 위세척관의 직경보다 알약이 더 클 때, 무독성 섭취, 생명에 위협이 되지 않는 중독, 부식제 섭취, 기도확보에 문제가 있을 때, 소화기보다 호흡기 독성이 심한 물질인 경우 위 세척을 실시할 수 없다.

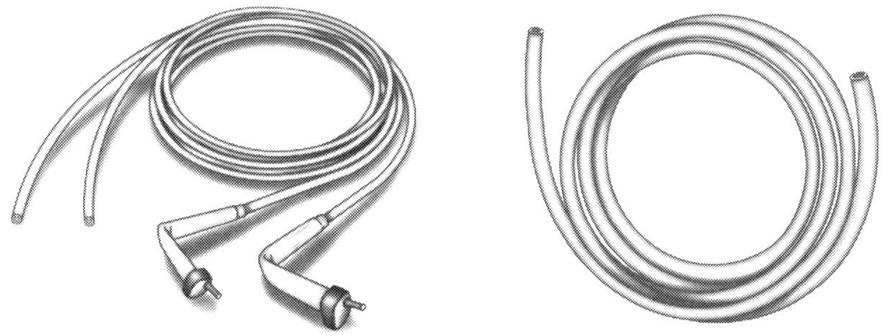

▶ 그림 36-1 위세척관

준비물

☑ 위관(보통은 32~26Fr 위세척관)(▶그림 36-1)
☑ 청결 장갑
☑ 청진기
☑ 반창고
☑ 장갑, 보호 앞치마 또는 가운, 고글, 마스크
☑ 윤활젤리
☑ 60mL 카테터 팁 주사기
☑ 세척 용액: 보통은 생리식염수이나 의료진이 선택
☑ 물림보호대(biteblock)
☑ 흡인기구

대상자 준비

1) 대상자가 의식이 없거나 구토반사가 없다면 기관내 삽관을 실시하여 흡인사고를 예방한다.
2) 흡인기구를 손쉽게 사용할 수 있도록 준비한다.
3) 대상자에게 심장 모니터를 부착하고 매 5~10분마다 활력징후를 측정한다.
4) 크기가 큰 정맥로를 적어도 1개 확보한다. 필요하다면 혈액형과 교차검사를 실시한다.
5) 윤활젤리를 바른 위관을 구강 또는 비공으로 삽입한다. 구강을 통해 삽입한다면 관이 통과할 수 있는 크기의 공간을 확보할 수 있는 물림보호대를 적용한다.

절차

1) 세척용기에 찬 생리식염수를 붓고 얼음을 넣는다.
2) 60mL 주사기를 이용해 세척액을 가능한 한 빨리 위관 속으로 주입한다. 약 200~300mL를 주입한다.
3) 주사기를 이용하여 위 내용물을 흡인한다.
4) 출혈이 멈출 때까지 또는 대상자가 내시경실로 이동될 때까지 세척을 반복한다.
5) 세척액의 주입량과 배출량을 측정하고, 배출물의 특성을 기록한다.

유의점

1) 기초적인 활력징후와 장음을 평가하고 복부를 시진하고 복부 둘레를 측정하고 기록한다.
2) 절차를 설명할 때 대상자의 질문에 답하고, 절차 중간에 통증이나 호흡곤란이 발생하면 즉시 알리도록 교육한다.
3) 체위는 반좌위를 취해주는 데 자세 취하기가 어려운 대상자는 측위를 취해 흡인의 위험을 최소화한다(▶그림 36-2).
4) 비위관을 삽입하면 위 내용물을 흡인하고 pH를 검사하여 위치를 확인한다. 흡인과 세척액으로 인한 소장의 과잉확대를 예방하기 위해서는 위관의 올바른 위치가 필수적이다.

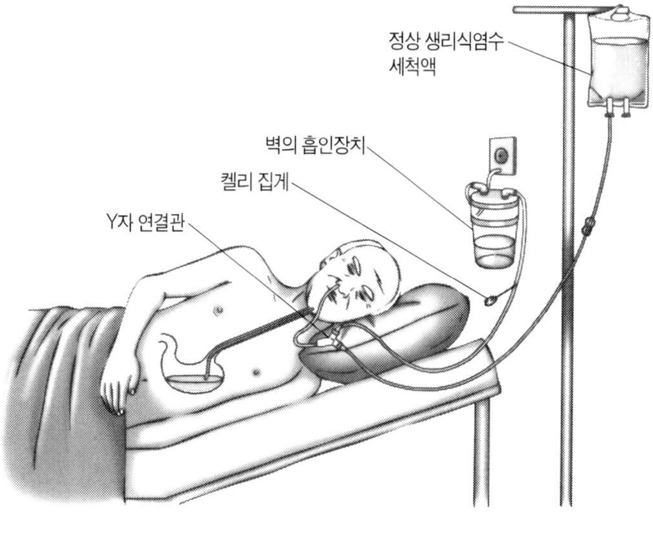

▶ 그림 36-2 위 세척 대상자 자세

5) 세척 절차를 마치면 구강과 비공 간호를 제공한다.

합병증

1) 식도정맥류 파열
2) 반복적 구토, 위 과잉팽만으로 인한 복압상승 또는 세척관의 부주의한 삽입으로 인한 말로리-바이스 증후군
3) 위 내용물의 기도흡인
4) 세척을 지나치게 오래하거나 차가운 세척액을 대량으로 사용하면 전신 저혈압이 발생할 수 있다.
5) 시술 중 산소화 장애, 세척관 제거 불능이 있다.

제37장 눈세척술

정의

눈은 외상 시 적절하고 즉각적인 관리를 요하는 민감한 장기이다. 눈에 이물질, 먼지, 모래, 티끌, 눈썹이 들어가면 자극이 야기되어 발적, 통증, 소양감 등의 증상이 나타난다. 이물질이나 화학물이 눈에 들어가면 눈 세척을 통해 제거해야 한다. 올바른 눈 세척은 시력 감소와 시력 상실을 예방하는 데 필수적이다. 실험실이나 화학약품을 사용하여 청소를 할 때에는 보호경을 착용하여 외상을 예방해야 한다.

적응증

1) 눈의 화학물을 희석시키거나 제거하여 정상 pH를 회복하기 위함이다.
2) 눈의 이물질을 제거하여 외상 후 눈의 손상과 시력 상실을 막기 위함이다.
3) 이물질 또는 눈의 화학적 외상과 관련된 통증 또는 작열감을 완화하기 위함이다.

금기증 및 주의사항

1) 화학약품이 눈에 닿으면 지체하지 말고 즉시 세척한다.
2) 관통상이 있거나 의심될 때에는 매우 조심스럽게 세척한다.
3) 가정에서는 종이 클립을 이용해 안검을 젖힐 수 있다. 그러나 종이 클립이 부러져 눈에 이물질로 들어갈 수 있기 때문에 위험하다.
4) 접착제가 눈에 들어가면 안검을 강제로 젖히지 않는다. 이 경우 즉각적인 세척보다는 독극물 정보센터와 상의한다.

준비물

☑ 외용 안과 마취제
☑ 멸균 생리식염수

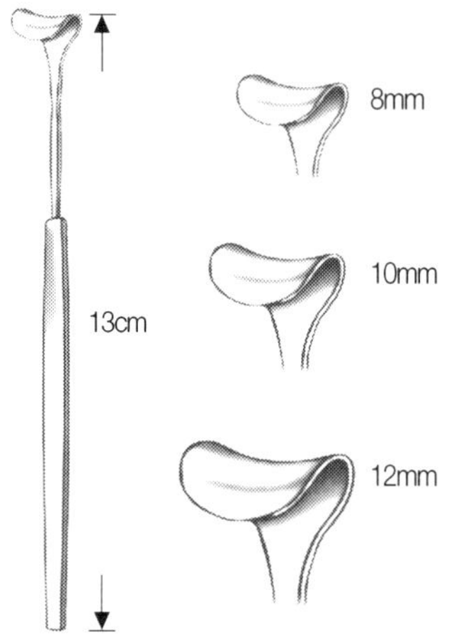

▶ 그림 37-1 Desmarres 안검견인기

- ☑ 정맥주사용 튜브
- ☑ 내관을 제거한 18 또는 20G 정맥카테터
- ☑ 세척(morgan) 렌즈 또는 주사기 세척기구
- ☑ 곡반
- ☑ 거즈 드레싱 또는 상품화된 안대
- ☑ 수건 또는 환자복
- ☑ 종이
- ☑ 면봉
- ☑ 머리감기 기구 또는 싱크대(선택적)
- ☑ Desmarres 안검견인기(▶그림 37-1)
- ☑ pH 검사지

대상자 준비

1) 손상된 눈에 처방된 외용 눈 마취제를 점적한다.
2) 화학약품에 노출되었다면 결막낭 내부에 pH 검사지를 대서 눈의 pH를 측정한다.
3) 보조자가 손으로 대상자의 안검을 열어 잡고 있거나 견인기로 눈을 연다.
4) 대상자에게 눈 세척 시 후비루(post nasal drip)가 야기될 수 있음을 알리고 휴지를 제공한다.
5) 세척 중 대상자가 젖는 것을 예방하기 위하여 환의나 수건을 덮어준다.

6) 싱크대 위에서 눈 세척을 실시하는 것이 가장 좋으나 불가능할 경우 곡반이나 침상 샴푸 기구를 사용한다. 이 경우 대상자를 앙와위로 눕힌 후 목 뒤에 수건을 댄다.

절차

1) 일반적인 눈 세척

(1) 수액백에 정맥세트를 꽂은 다음 내관을 제거한 정맥 카테터나 세척용 주사기구를 연결한다(▶그림 37-2).

(2) 대상자 스스로 눈을 뜰 수 없으면 거즈 패드를 사용하여 안검을 연다. 도와줄 사람이 없다면 안검견인기를 사용하여 눈을 개방한다.

(3) 내안각에서 외안각 쪽으로 세척액을 흐르게 한다(▶그림 37-3).

(4) 안구 전체를 세척하기 위해 대상자에게 안구를 모든 방향으로 돌리도록 지시한다.

(5) 산성 물질에 노출되었다면 한쪽 눈당 1,000mL의 생리식염수로 세척한다. 산(불화수소산과 중금속 산 제외)은 눈 표면의 단백질에 의해 신속하게 중화된다. 눈을 세척하면 산은 더 이상 손상을 야기하지 않는다.

(6) 염기성 물질에 노출되었다면 1시간에 걸쳐 한쪽 눈당 2L의 생리식염수로 세척한다. 이 경우 보다 광범위한 세척이 요구되는데, 염기물질, 불화수소산, 중금속은 각막을 신속히 투과하여 수일 동안 눈을 계속 손상시키기 때문이다.

(7) 세척 중 시간 간격을 두고 결막낭에 pH 검사지를 대서 pH를 측정한다. pH가 정상 또는 정상 가까이 회복될 때까지 세척을 계속한다. 정상 결막 pH는 6.5~7.6이다.

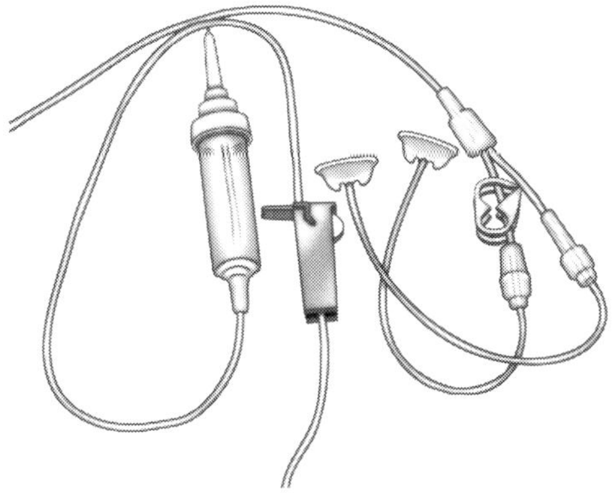

▶ 그림 37-2 눈 세척용 정맥 세트와 모르간 렌즈

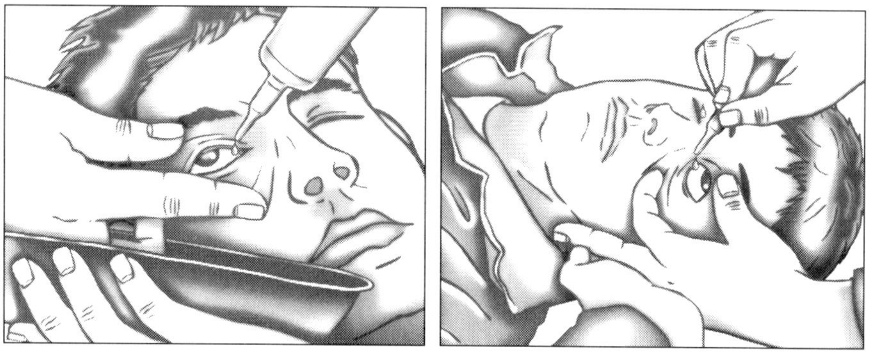

▶ 그림 37-3 안검을 벌리는 방법과 세척액이 흐르는 방향

(8) 안검을 밖으로 뒤집은 다음 면봉을 이용하여 안검 내부의 이물질 혹은 화학물질을 제거한다.
(9) 규칙적으로 대상자의 안위를 평가한다. 필요하다면 눈 마취제를 추가로 주입한다.
(10) 세척 20~30분 후에 눈의 pH를 재평가한다. pH의 변화가 지연되는 것은 눈 세척이 부적절하다는 증거이다.
(11) 시력을 측정한다.
(12) 외상의 범위를 규명하기 위해 각막을 검사할 수 있도록 대상자를 준비한다.

2) 모르간 렌즈를 이용한 눈 세척

(1) 부드러운 콘택트 렌즈와 같은 형태의 세척용 모르간 렌즈를 각막 위에 삽입한 후 지속적으로 각막 표면을 세척하는 방법이다. 이 방법은 일반적인 눈 세척보다 덜 불편하고 세척으로 인한 부상의 위험성이 적다.
(2) 삽입 전 렌즈를 생리식염수에 적신다. 대상자에게 아래를 응시하게 한 다음 대상자의 상안검을 잡고 위로 뒤집는다. 시술자의 엄지와 검지로 렌즈를 잡아 윗부분을 상안검 아래에 삽입한다. 대상자에게 아래를 응시하게 한 다음 하안검을 뒤집고 렌즈의 하부를 밀어 넣는다. 이 같은 삽입 과정은 일반 콘택트 렌즈 삽입 과정과 유사하다(▶ 그림 37-4A).
(3) 정맥 세트를 렌즈에 부착한 다음 대상자가 견딜 수 있을 정도로 세척액이 흐르게 한다. 직경이 너무 큰 세트를 사용하면 세척액의 압력이 커서 대상자가 더 불편감을 느끼게 된다.
(4) 나머지 단계는 일반적인 눈 세척 과정과 동일하다.
(5) 대상자에게 위를 응시하게 한 후 세척용 렌즈를 제거한다.

유의점

화학적 화상을 중화하기 위해 산이나 염기를 절대 사용하지 않는다.

합병증

1) 세척 과정에서 안검을 개방하면 각막이나 결막 찰과상을 초래할 수 있다.
2) 종창이나 안와 주위 부종이 발생할 수 있다.
3) 미세한 점상각막염이 발생할 수 있다.

대상자 교육

1) 세척 후 대상자는 수영장에서 장기간 염소처리한 물에 노출하여 발생하는 것과 유사한 작열감을 경험하기도 한다. 그러한 감각은 일시적이기 때문에 흔히 눈물이 나온 후 약 한 시간 후에 사라진다.
2) 노출의 형태와 기간, 임상소견에 따라 안과 의뢰가 필요할 수 있다.

눈의 이물질 제거 방법

1) 시술자의 손을 철저하게 씻는다.
2) 대상자에게 위, 아래를 응시하게 한 다음 이물질이 있는지 관찰한다.
3) 안검의 이물질을 발견하면 젖은 면봉을 이물질에 접촉시켜 제거한다.

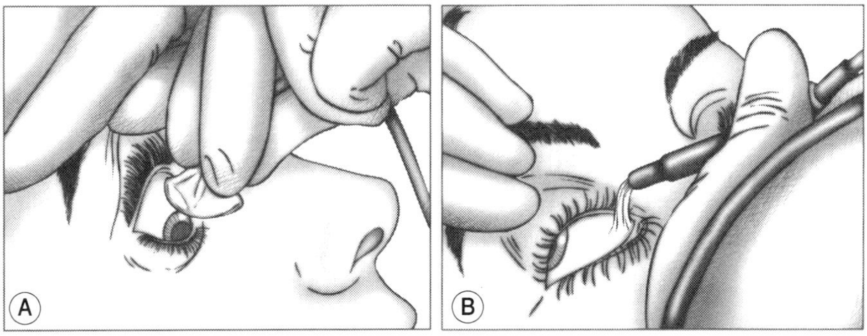

▶ 그림 37-4 (A) 눈 세척용 모르간 렌즈 삽입. (B) 눈 세척액을 내안각에서 외안각으로 흐르게 하기.

4) 면봉을 각막에 직접 접촉하면 손상을 줄 수 있으므로 주의한다.
5) 대상자의 눈을 깜박거리게 하면 눈물이 나와 이물질을 씻어내기도 한다.
6) 대상자에게 아래를 보게 한 다음 내안각에서 외안각 쪽으로 15분간 세척액을 흐르게 한다(▶ 그림 37-4B).

눈의 화학적 손상

1) 증상

발적, 통증, 따끔거림, 작열감, 소양감

2) 응급처치

(1) 즉각 물을 이용해 씻는다.
(2) 양 눈이면 샤워하면서 씻는다.
(3) 세척이 끝날 때까지 콘택트 렌즈를 제거하지 않는다.

3) 준비물

☑ pH 검사지
☑ 눈 세척 용액: 생리식염수, 링거액, 멸균증류수
☑ 세척기구: 정맥 세트, 모르간 렌즈

4) 세척 절차

(1) 외용 눈 마취제로 마취한다.
(2) 지체 없이 바로 세척한다.
(3) 적어도 30분 동안 세척한다.
① 30분 세척 후 5분 동안 눈을 감고 휴식을 취하게 한다.
② 눈의 pH를 검사한다(목표는 중성: pH 7.0~7.3).
a. pH가 7.0~7.3이 될 때까지 세척을 계속한다.
b. pH 검사지가 없으면 30분에 걸쳐 최소 2L의 세척액으로 세척한다.

5) 주의

화학적 화상을 중화하기 위해 산이나 염기를 절대 사용하지 않는다.

제 10 부

고정술

제38장 척추고정술

정의

척추 고정은 척수손상이 있거나 척수손상이 의심되는 대상자의 척추를 움직이지 못하게 하는 것이다.

적응증

일반적으로 대상자의 신체적인 결과보다는 손상기전을 근거로 척추 고정 여부를 결정한다. 척수손상이 크게 의심되는 손상기전과 대상자의 증상은 다음과 같다.

1) 자동차 충돌사고
2) 추락
3) 머리, 목, 얼굴의 외상
4) 다발상 외상
5) 의식소실을 동반한 외상, 의식수준의 변화 또는 중독

금기증 및 주의사항

1) 화재나 독성 연기 같은 환경적인 위험으로부터 벗어나는 것이 척추 고정보다 선행되어야 한다.
2) 관절염이나 강직성 척추염으로 인해 척추가 변형된 대상자의 척추를 고정할 때에는 대상자의 상황에 맞도록 기술과 방법을 다르게 적용한다.
3) 중립자세를 취한 다음 대상자의 두부 위치를 바르게 정렬한다. 만일 이 과정에서 통증과 근육경련이 악화되거나 기도유지에 문제가 발생한다면, 즉시 중지하고 발견 당시의 자세로 환원시킨다.
4) 생명을 위협하는 문제(예: 기도유지, 호흡, 순환)를 해결하고 이차 조사를 마치면 대상자를 척추고정판 위로 옮긴다. 초기 소생기간 동안 고정 테이프나 수건, 스펀지 등을 이용하여 두부를 일시적으로 고정할 수도 있다.
5) 고정 여부와 관계없이 대상자가 구토를 한다면 즉시 흡인을 실시한다.
6) 서 있는 대상자를 고정할 때에는 경추보호대(C-collar)와 척추고정판을 동시에

대상자의 등에 대고 한 번에 눕히기도 한다. 병원에서는 일반적으로 경추보호대를 먼저 적용하고 대상자가 척추고정판에 눕도록 도와준다.

준비물

- 대상자에게 맞는 크기의 딱딱한 재질의 경추보호대
- 긴 척추고정판
- 삼각건 또는 끈
- 2~3개 정도의 고정 테이프
- 구강 흡인기구
- 수건, 스펀지 또는 담요
- 4~5명으로 이루어진 팀 구성원

> ✽ 참고: 진공 매트리스를 척추고정판 대신 사용할 수 있다. 진공 매트리스의 고정력은 좋으나 아직 일반화되지는 않은 상태이다.

대상자 준비

1) 처음 발견 장소에서 대상자의 두부를 수동적으로 고정하고, 대상자에게 움직이지 않도록 설명한다. 대상자가 구토하는 경우에 직경이 큰 카테터로 즉시 구강 흡인을 실시한다.
2) 대상자에게 움직이지 않도록 지시하고 팀원들은 각자 담당한 일을 수행한다.
3) 만약 수동적 고정이 대상자에게 목의 통증이나 사지의 저린 감각이나 마비, 호흡장애를 유발한다면 즉시 말하도록 설명한다.
4) 사지의 감각이나 움직임을 포함한 신경학적 상태를 사정하고 기록한다.
5) 가능하다면 욕창을 예방하기 위하여 대상자의 바지 뒷주머니의 내용물을 제거한다.

절차

1) 대상자의 머리를 위로 부드럽게 당겨서 중립자세가 되도록 해준다. 당길 때의 압력은 머리를 지지할 수 있을 정도면 충분하다. 연조직의 압박은 피하면서 대상자를 안정적으로 지지할 수 있도록 시술자의 엄지손가락은 대상자의 턱 아래

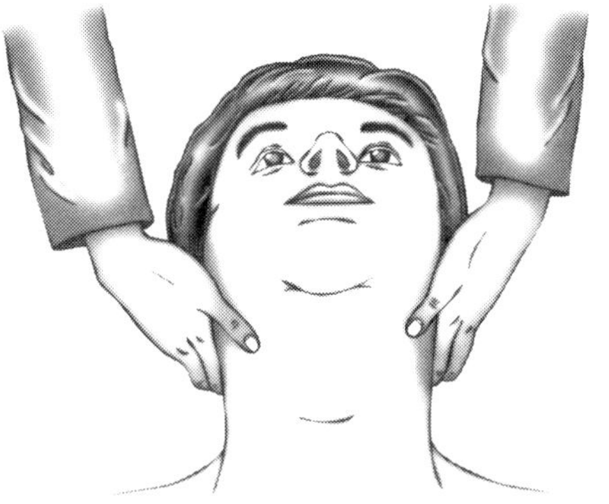

▶ **그림 38-1 두부의 수동적 고정.** 구조자의 손가락을 대상자의 턱과 후두부에 놓는다.

에, 인지와 중지손가락은 후두부에 놓는다(▶그림 38-1). 대상자가 안전하게 경추보호대를 착용하고 척추고정판 위로 옮겨질 때까지 수동적 두부 고정상태를 그대로 유지한다.

2) 경추보호대를 적용한다. 부드러운 재질의 보조기는 경추보호에 부적절하다. 귀걸이나 목걸이와 같은 액세서리는 경추 고정 전에 제거한다. 보호대는 어깨에서 턱까지 감싸야 하므로 어깨 바로 위에서 턱의 바로 밑까지의 길이를 측정한 다음 이에 맞는 경추보호대를 선택한다(▶그림 38-2). 제조사별로 보호대의 크기 측정법이 다를 수 있다.
3) 누워 있는 상태의 대상자를 긴 척추고정판 위로 조심스럽게 옮긴다. 이 때 구조팀의 리더는 대상자 두부의 정렬을 유지하고 팀원들에게 일시적인 이동을 지시한다. 두부의 정렬상태를 유지하기 위해서는 대상자의 코와 배꼽이 일직선상에 놓이도록 한다. 대상자를 옮길 때는 적어도 3명의 인원이 필요하다. 한 명이 어깨와 둔부를, 한 명이 둔부와 다리를 밀고 있는 사이에 다른 한 명이 대상자의 몸 아래에 척추고정판을 넣는다.
4) 안전헬멧이 불필요하다면 제거한다.
5) 두부가 과신전이 되는 것을 예방하기 위하여 머리 밑에 패드를 대준다.
6) 대상자의 몸통과 다리가 움직이지 않도록 끈이나 테이프로 고정한다. 겨드랑이 아래, 팔 위부분과 복부, 둔부, 허벅지, 다리를 고정한다(▶그림 38-3).
7) 머리의 좌우에 스펀지나 둥글게 말은 수건을 놓아 두부를 고정한다. 테이프를 이용하여 대상자의 이마를 고정판에 직접 고정한다(▶그림 38-4). 머리 좌우 쪽에 모래주머니를 대서 두부를 고정하는 것은 고정판이 옆으로 기울여졌을 때 모래 주머니의 무게 때문에 머리가 쉽게 움직일 수 있으므로 좋은 방법이 아니다. 머리나 눈썹에 테이프를 붙이면 대상자가 불편감을 느낄 수 있으므로 피한다.

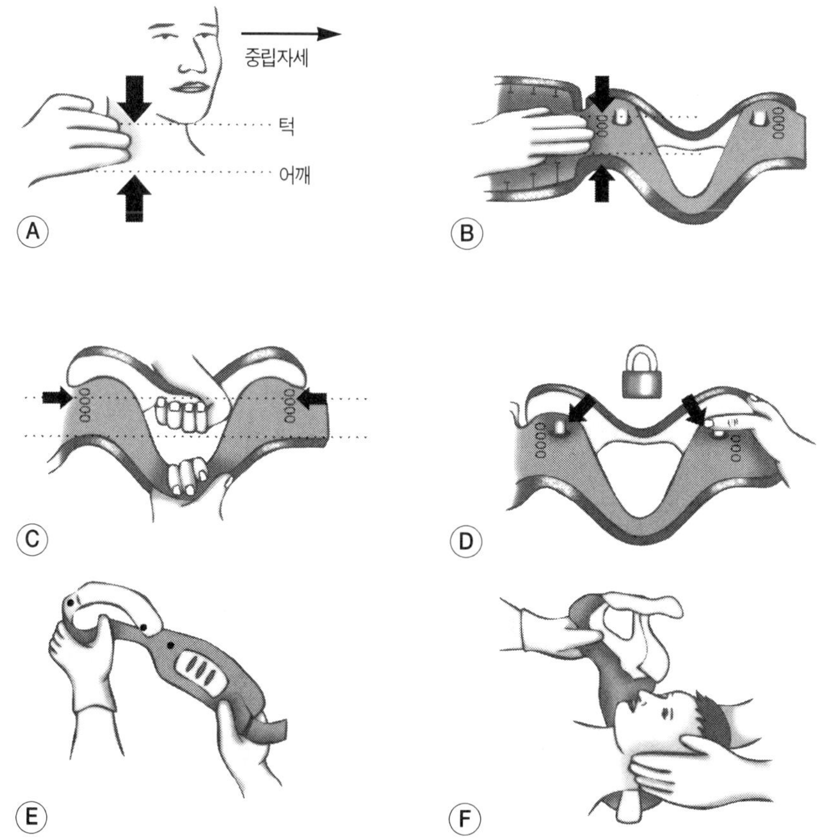

▶ 그림 38-2 경추보호대의 적정 길이(Laerdal, 2005, Wappingers Falls, N.Y)

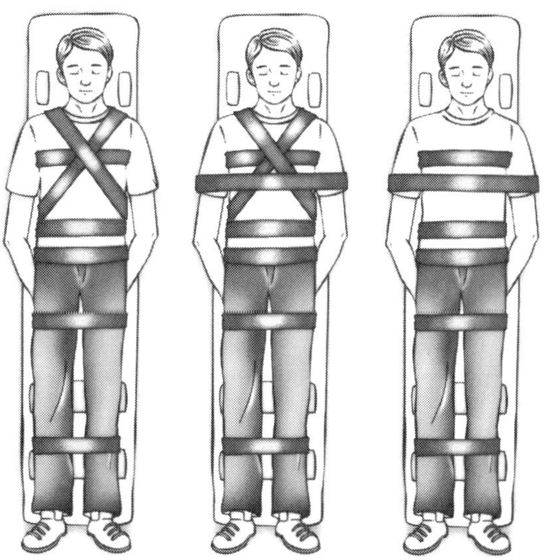

▶ 그림 38-3 척추 고정을 위한 묶기(From Mazolewski, P., &Manix, T.H. [1994]. Annals of Emergency Medicine, 23:1292, with permission)

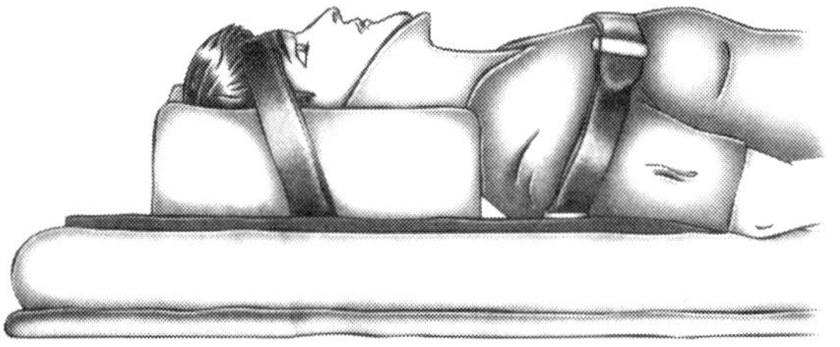

▶ 그림 38-4 두부 지지대와 테이프를 이용한 두부 고정

턱에 끈을 감거나 테이프를 붙이면 구토 시 흡인의 위험이 증가하므로 피한다.

8) 이 시점에서 수동적인 두부 고정을 중단한다.
9) 사지의 감각이나 움직임을 포함한 신경학적 상태를 사정하고 기록한다.
10) 이 모든 과정 동안 흡인기구를 준비하고 있어야 한다. 대상자가 구토를 하면 즉시 흡인을 시행할 수 있도록 대비한다.

연령에 따른 고려사항

1) 소아의 통증사정은 성인보다 어렵다. 고정을 시작해야 할 시점을 결정할 때 반드시 손상기전을 고려해야 한다.
2) 만약 아이가 겁에 질려 있거나 운다면 고정을 한다 해도 움직임이 증가할 수 있다. 가능하면 아이의 부모나 돌보는 사람이 아이의 시야 안에 있도록 한다. 이렇게 하면 아이를 진정시키는 데 도움이 된다.
3) 아동은 몸통에 비해 머리가 크기 때문에 고정판 위에서 목이 과도하게 굴곡될 수 있다. 이 경우 중립자세를 유지하기 위해 몸통이나 어깨 아래에 패드를 대주거나 고정판의 머리 부분을 제거한다. 최상의 자세는 아동의 어깨와 외이도가 일직선을 유지하는 것이다(▶그림 38-5).
4) 영아와 신생아에게도 딱딱한 재질의 경추보호대를 사용할 수 있다. 만약 적절한 크기의 보호대가 없다면 접은 타월을 목 주변에 놓아두어 굴곡을 예방한다. 테이프로 이마를 가로질러 고정하고 스펀지도 이용할 수 있다. 목 주변이 너무 꽉 조이지 않도록 주의한다.
5) 일반적인 고정용 스펀지가 아동에게 많이 클 수 있다. 이 경우 타월이나 담요를 말아 사용한다.
6) 노인의 경우 피부가 얇고 말초 혈액순환이 좋지 않으면 피하지방이 소실될 수 있다. 또한 기저질환을 가지고 있는 경우가 많기 때문에 피부손상의 위험이 더 크다.

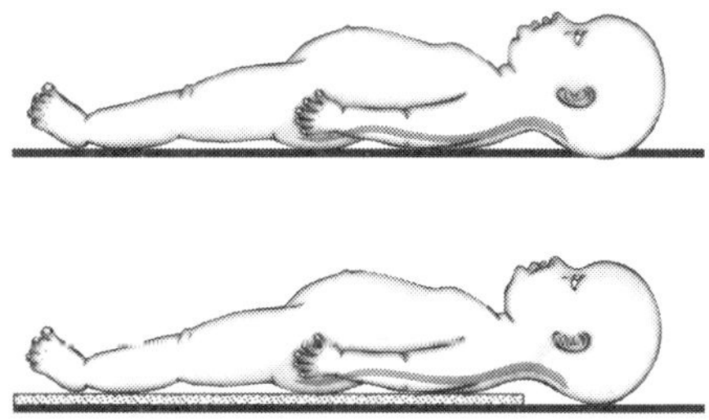

▶ 그림 38-5 아동의 척추 고정(고정판의 머리부분 제거, 어깨 아래 추가패드 적용)

7) 노인과 심폐질환을 가진 대상자는 누워 있을 때 호흡이 곤란할 수 있으므로 호흡상태에 대한 모니터를 반드시 실시한다.

합병증

1) 아주 작은 움직임도 척추와 척수손상을 유발할 수 있다. 고정이 올바르지 못하면 움직일 가능성이 커지므로 주의한다.
2) 가슴에 적용한 고정끈의 과도한 압박, 구토물의 흡인, 맞지 않는 크기의 경추보호대나 소아에서의 목의 지나친 굴곡과 신전은 이차적으로 호흡기계 문제를 유발할 수 있다.
3) 경추보호대와 척추고정판에 의해 통증이 심해질 수도 있다. 척추고정판 대신 진공 매트리스를 이용하면 대상자가 좀 더 편안할 수 있다.
4) 척추나 경추보호대에 뼈가 돌출된 부분이 닿으면 조직이 손상될 수 있다. 대상자가 척추고정판 위에 머무는 시간을 최소화하고 뼈가 돌출된 부위에 패드를 대주면 손상 예방에 도움이 된다.
5) 임산부의 경우 앙와위 저혈압(임신으로 커진 자궁이 상대정맥에 가하는 압력으로 인해)이 있을 수 있다. 이 문제는 척추고정판 위의 대상자를 15~20° 정도 기울여 최소화할 수 있다. 고정판을 기울일 때 대상자가 옆으로 미끄러지지 않는 방법으로 고정해야 한다.

대상자 교육

1) 척수손상이 아니라고 판명될 때까지 움직이지 않는다.
2) 오심, 호흡곤란, 통증 증가, 환몽, 저린 감각이 있을 시 즉시 보고한다.

제39장 부목 고정의 일반적 원칙

적응증

1) 가능한 빨리 골절과 탈구를 안정화시키고, 고정하여 더 이상의 조직과 뼈 손상을 예방하기 위함이다.
2) 신경학적 기능손상과 근육경련의 통증을 감소시킨다.
3) 연조직으로 혈액이나 체액의 소실을 줄임으로써 손상과 관련된 부종을 줄인다.
4) 화상, 물림, 독침으로 찔린 후 손상 부위를 고정시킨다.
5) 감염이나 염증이 경감되고, 근육과 건의 수술적 치료 후에 치유기간 동안 고정시키기 위함이다.

금기증 및 주의사항

1) 합병증(예: 구획증후군, 지방색전증, 혈관과 신경손상, 혈전증)의 위험을 줄이기 위해 손상받은 손과 발을 조심스럽게 다루고, 손상 부위의 움직임을 최소화한다.
2) 과도한 압력과 피부 손상을 예방하기 위하여 뼈가 돌출된 부위에 패드를 대준다.
3) 손상 부위 관절의 위와 아래를 고정해야 한다.
4) 관절손상, 탈구 또는 개방골절이 아니라면 부목을 적용하는 동안 세로견인을 시도해 볼 수 있다. 관절손상, 탈구 또는 개방골절의 경우 손상 부위의 순환이 방해받지 않는다면 그 자세 그대로 부목을 적용한다. 이 경우 손상 부위가 충분히 당겨지고 말초맥박이 촉지되어야 한다.

> ❂ 내경정맥로를 선택하면 쇄골하정맥로 확보 시 발생하는 늑막천자의 위험이 감소한다. 비만 환자 또는 노인 환자의 경우 내경정맥로 확보가 쇄골하정맥로 확보에 비해 손쉽다.

5) 사지를 부목에 맞추기 위해 무리하게 힘을 가하면 안 된다. 부목은 변형된 부분을 고정하기 위해 사용하며 일시적으로 사용해야 한다.
6) 지퍼, 매듭 또는 다른 부목장비의 부속물들이 손상 부위에 직접 닿지 않도록 주의한다.
7) 부목 적용의 전과 후에 신경혈관 상태를 사정하고 기록한다. 만약 감각이나 순

환이 부목 후에 감소된다면 부목을 조정하거나 제거 후 다시 적용해야 한다.
8) 단단한 부목을 적용할 때에는 패드를 적절히 사용한다.
9) 만약 사지를 감게 되면 그 재질은 늘어나거나 수축되지 않는 것이어야 한다.
10) 손상이 의심되는 상황이라면 부목을 적용해야 한다.

준비물

부목은 일반적으로 다음 4가지로 분류한다.

- 부드러운 부목(soft; nonrigid)
- 딱딱한 부목(hard; semirigid and rigid)
- 공기-팽창 부목(pneumatic; inflatable)
- 견인(traction)

손상 부위별 부목형태는 ▶표 39-1을 참고한다.

1) 부드러운 부목

- ☑ 붕대류
- ☑ 담요
- ☑ 옷
- ☑ 삼각건
- ☑ 발포고무
- ☑ 경추보호대
- ☑ 팔자붕대
- ☑ 팔걸이와 덮개
- ☑ 바인더

2) 딱딱한 부목

- ☑ 알루미늄 또는 유연한 금속물질
- ☑ 판지
- ☑ 유리섬유
- ☑ 철사 구조의 부목
- ☑ 가죽
- ☑ 틀이 잡힌 플라스틱
- ☑ 반창고

표 39-1 정형외과적 손상 시 초기 고정 장비

부위		부목형태
쇄골		팔걸이와 붕대 또는 팔자붕대
어깨 탈구	전방	발견된 자세에서 탄력밴드를 이용하여 몸에 고정
	후방	팔걸이와 붕대
견갑골		팔걸이와 붕대
상완골		팔걸이와 붕대를 이용한 딱딱한 부목
팔꿈치		처음 발견된 자세에서 팔걸이와 덮개를 이용한 딱딱한 부목
아래팔		팔걸이를 이용한 딱딱한 부목, 공기부목
손목		팔걸이를 이용한 딱딱한 부목
손, 손가락		처음 발견한 자세에서 딱딱한 부목
척추		척추교정기, 딱딱한 경추보호대, 머리의 좌우 지지
골반		경추보호대, **쇼크 방지용 바지**
엉덩이		척추교정기, 견인부목, 삼각건 또는 밴드를 이용하여 손상받지 않는 다리와 손상받은 다리 보호
대퇴골		견인부목, 딱딱한 부목, **쇼크 방지용 바지**
슬골(무릎뼈)		부드럽거나 딱딱한 부목을 처음 발견한 자세에서 고정
경골(정강뼈)/비골(종아리뼈)		공기부목, 딱딱한 부목
발목		공기부목 또는 베개
발		공기부목 또는 베개
발가락		엄지발가락 위에 딱딱한 부목으로 안쪽 면에 적당한 길이로 고정

☑ 진공주조(vacuum)
☑ 나무 척추고정판(wood backboards)
☑ 경추보호대
☑ 손가락 부목
☑ 손목 부목
☑ 무릎 고정기
☑ 발목 지지대
☑ 정형구두(orthopedic shoe)

3) 공기-팽창 부목

☑ 공기부목
☑ 쇼크 방지용 바지(pneumatic antishock garment; PASG)

4) 견인- 하지골절에 대해 세로로 견인을 유지할 수 있는 것

- ☑ Sager(Minto Research & Development, Redding, CA)
- ☑ Hare(DynaMed, Carlsbad, CA)
- ☑ Kendrick traction device(Medix Choice, El Cajon, CA)
- ☑ Thomas splint
- ☑ 사용할 수 있는 부가적인 장비:
  - 패드로 이용할 수 있을 만한 것
  - 탄력붕대
  - 거즈 롤러 붕대
  - 테이프
  - 안전핀

대상자 준비

1) 손상 부위의 옷을 자르고 적용할 부위 아래에 부피가 큰 물질이나 날카로운 물건이 있다면 제거한다.
2) 신경혈관 상태를 사정하고 기록한다.
3) 적절한 부목의 길이를 선택하기 위하여 손상받지 않은 부위를 측정한다.
4) 뼈가 돌출된 부위나 서혜부 같은 연조직에는 패드를 적용한다.
5) 손상 부위의 액세서리를 제거한다.
6) 하지손상 시 맥박이나 감각 사정을 위해 부츠나 신발을 제거한다. 제거하기 어려운 신발이나 발목을 지지하는 신발일 경우 남겨둘 수 있지만 이 경우 신경혈관 상태를 사정할 수 없다.
7) 개방 상처가 있다면 무균적 드레싱을 한다.
8) 땀을 흡수하거나 조직의 짓무름을 예방하기 위해 피부끼리 접하는 부위에 패드를 대준다.

절차

1) 상처, 손상, 멍, 부종 등을 관찰하기 위해 손상 부위의 옷을 제거한다.
2) 두 손으로 사지를 꽉 잡고, 한 손은 손상 부위 위에 두고 한 손은 손상 부위 아래에 놓는다. 양 손을 조심스럽게 아래와 위로 당겨 구부러진 부위가 있다면 바로 신전시킨다. 부목적용을 마칠 때까지 수동적 고정을 유지한다. 관절이 골절되거

나 탈구되었다면 발견 시 처음 자세에서 그대로 부목을 적용한다. 단 말초순환이 감소하거나 사라지지 않았어야 한다. 때로는 사지를 펴는 것만으로도 맥박이 회복되기도 한다(Caroline, 1995). 어깨, 팔꿈치, 손목, 무릎 골절의 경우 뼈의 재정렬을 시도하지 않는다. 돌출된 뼈끝을 피부 밑으로 잡아당기지 않는다. 상처로 뼈끝이 밀려들어갔다면 개방골절임을 기록하고 의사에게 알린다.

3) 손상 부위의 관절 위, 아래를 고정한다.
4) 부목은 조이지 않고 편안하게 고정시킨다. 손가락이나 발가락을 노출시킨다.
5) 말초의 신경혈관 상태를 기록하고 사정한다. 만약 감각이나 순환이 감소되면 부목을 조정하거나 제거한 후 재 적용해야 한다.
6) 몸쪽 경골(정강뼈)이나 대퇴골(넙다리뼈)의 골절에는 견인부목을 사용한다. 만약 골반이나 발목 골절이 함께 발생하였을 경우 부목 사용에 주의가 필요하다.
7) 확실한 치료가 결정될 때까지 부목을 유지한다. 만약 진단을 위해 부목의 재 조정이나 제거가 필요하다면, 부목의 제거나 재 적용 후 신경혈관 상태를 다시 사정하고 기록한다.

연령에 따른 고려사항

1) 소아의 뼈 구조는 성인보다 더 탄력적이고 잘 변하는데 이 사실은 골절에 중요한 영향을 미친다. 5세 미만 소아의 골절은 대부분 폭행에 기인한다. 1세 미만에서 나타나는 척골/요골, 경골/비골, 대퇴골절의 경우 비 사고성 외상을 의심해야 한다. 폭행당한 소아들은 여러 회복 단계의 골절이 있거나 반복적인 골절이 있다.
2) 길게 성장하는 뼈의 끝에 있는 골단(성장판)은 사춘기 이전의 아이들에게는 더 민감한 부위이다. 골단을 포함한 골절(예: Salter fractures)은 정상적인 뼈 성장을 방해할 수 있고 사지 길이의 좌우 차이를 초래할 수 있다.
3) 소아의 뼈는 더 두꺼운 골막으로 덮여 있는데 이 때문에 골절 후 재 석회화가 더 빠르고 부드럽게 진행된다.
4) 골소실과 탈미네랄화는 생의 전반에 걸쳐 발생한다. 노인의 뼈는 더 잘 부러지고 골절이 되기 쉽다. 노인의 골절은 치유기간도 길어 완전하게 치유되기까지 3개월에서 6개월 정도 소요된다.
5) 노인은 근육이 약하고 관절이 경직되고, 걸음걸이가 불안정하기 때문에 낙상을 비롯한 외상에 취약하다.
6) 만성질환이 있다면 병리적 골절이 발생할 수도 있다.
7) 노인은 피부가 얇고 충격을 흡수할 수 있는 연조직의 부피가 작아 피부가 손상

되기 쉽다.

8) 응급실 간호사는 모든 연령대에서 학대에 의한 신체적, 행동적 징후들을 발견하기 위해 노력해야 한다.

합병증

1) 맥박과 감각의 감소와 부재
2) 부종
3) 혈관 또는 신경손상
4) 구획증후군
5) 정맥혈전증
6) 지방색전증
7) 피부손상
8) 뼈의 부정렬
9) 통증

대상자 교육

1) 차가운 감각, 탁한 색깔, 부종, 감각의 변화나 감소와 같은 변화가 손가락과 발가락 끝에 발생하는지 관찰한다. 탄력붕대가 풀리면 너무 조이지 않도록 다시 감는다.
2) 강도 높은 통증이 지속되거나 진통제에도 반응하지 않으면 의료진에게 알린다.
3) 부종과 통증을 감소시키기 위해 심장 위로 손상된 사지를 들어올린다.
4) 출혈과 부종을 최소화하기 위해 손상 부위에 냉찜질을 실시한다.
5) 손상 부위가 완치될 때까지 활동과 움직임을 제한한다. 지시받은 활동만 수행한다(예: 체중지지, 스트레칭, 관절운동).
6) 부목 안쪽의 피부를 긁기 위해 뾰족한 물체나 옷걸이를 사용하지 않는다.
7) 의사나 물리치료사를 다시 만날 때 부목이나 고정장치를 착용한 시간을 보고하게 한다.
8) 목발 사용법을 알려주고 필요 시 대상자에게 시범을 보여준다.
9) 대상자의 일상생활 능력을 사정하고 가정에서 전문가나 가족의 도움이 필요한지 사정한다.
10) 대상자, 가족들과 함께 사고 예방전략을 의논한다.

제 11 부

기타 술기

제40장 봉합제거술

정의

상처 복구를 위해 상처를 봉합했던 실을 제거하는 것이다.

적응증

1) 상처의 접합과 치유를 목적으로 삽입했던 불용성 봉합 물질을 제거하는 절차이다. 견고한 상처 모양, 잘 접합된 모서리, 치유의 증거는 상처의 상피화가 잘 이루어졌다는 증거가 될 수 있다.
2) 적절한 시간에 봉합을 제거하는 것은 흉터 형성을 최소화하는 데 매우 중요하다. 봉합 제거는 피부의 폐쇄정도, 통합성, 해당 신체 부위의 움직임과 치유특성에 따라 결정된다(Mulliken, 1992). 얼굴과 같이 혈관이 밀집되어 있고 긴장도가 낮은 부위는 치유속도가 빨라 3~5일 내에 봉합을 제거할 수 있다. 몸통의 경우 봉합을 보통 6~7일 정도 유지해야 하고, 사지의 경우 봉합을 좀 더 오래 유지해야 한다(▶표 40-1).

금기증 및 주의사항

1) 미용 측면과 기능적인 결과를 최대로 얻기 위해서는 봉합을 적절한 시점에 잘 제거해야 한다. 봉합이 너무 오래 유지되면 감염의 위험성이 증가한다. 봉합을 너무 빨리 제거하면 상처가 균열되거나 치유가 지연되고, 흉터가 넓어질 수 있다.
2) 봉합선이 관절과 같은 늘어나는 부위에 있다면 봉합을 14일 정도 유지해야 하고 그 후에도 상처에 5~7일간 피부용 테이프를 붙여 피부 표면에 지지를 제공해야 한다. 피부용 테이프 봉합은 지지와 보호 효과가 있어 흉터가 넓어지는 것을 예방한다.
3) 매듭이 짧은 봉합은 제거하기가 더 어렵다.
4) 노인과 당뇨병 환자, 비만, 혈관질환, 만성적인 스테로이드 사용, 면역억제제를 사용하는 경우 상처치유가 지연될 수 있다.

표 40-1 봉합제거 시기

위치	제거 시기(일)
얼굴	3~4(어른) 2~3(소아)
두피	5~7
몸	7
하지	8~10
상지	7~10
관절의 신전근 표면	10~14
폐쇄지연	8~12

준비물

- ☑ 가위 또는 봉합제거용 가위, No 11 외과용 칼 또는 봉합제거용 칼
- ☑ 집게
- ☑ 거즈
- ☑ 생리식염수
- ☑ 소독액
- ☑ 피부테이프

피부 겉에 있는 오염된 실밥의 일부가 피부 안으로 들어가는 것을 막기 위해서 중앙 매듭에서 멀리 떨어져 있는 피부 근처 끝부분의 봉합선을 잘라서 제거한다.

절차

1) 봉합과 치유되는 상처 부위를 소독액으로 닦는다. 그 이유는 봉합선의 바깥쪽에 위치한 봉합의 끝부분이 당겨지는 것을 피할 수 없기 때문이다. 상처 주위의 가피를 제거한다.
2) 한 손으로 집게를 이용하여 봉합의 매듭을 들어올린다.
3) 피부 표면에 가깝고 매듭으로부터는 먼 봉합 부위를 자른다. 이것은 오염된 봉합 부위가 봉합선을 통해 피부로 딸려 들어가는 것을 막아준다(▶그림 40-1).
4) 봉합을 상처 밖으로 당겨 제거한다.

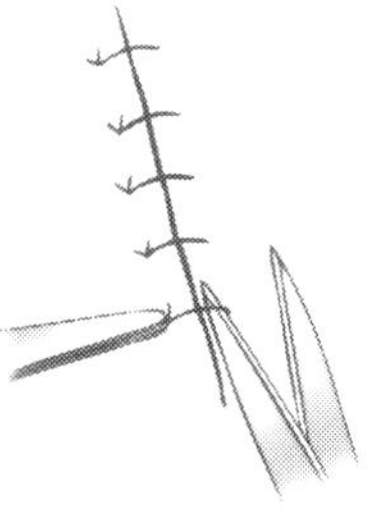

▶ 그림 40-1 봉합은 매듭이 없는 쪽에서 제거해야 오염을 방지할 수 있다.

5) 생리식염수나 소독액으로 상처를 깨끗하게 닦는다.
6) 피부를 단단하게 당긴 상태에서 피부용 테이프를 붙인다.
7) 봉합선은 공기 중에 노출시키거나 의사의 처방에 따라 드레싱을 한다.

연령에 따른 주의사항

소아는 어른보다 봉합 자국이 빨리 형성되기 때문에 봉합을 빨리 제거해야 한다.

합병증

1) 상처 감염
2) 흉터 확장
3) 상처 벌어짐
4) 봉합 잔류

대상자 교육

1) 상처를 깨끗하고 건조하게 유지한다. 가피가 있다면 뜯어내지 말고 비누와 물로 세척하면서 자연스럽게 떨어지게 한다.
2) 열, 상처나 주변 신체 부위의 발적 증가, 부종, 농성 배액, 통증이나 압통의 증가, 상처 개방과 같은 감염의 증상과 징후가 있을 때에는 즉시 보고한다.
3) 상처가 햇빛에 노출되는 부위라면 처음 4주 동안에는 상처 부위에 파라아미노벤조산을 포함한 자외선차단제 도포를 추천한다.

제41장 비출혈의 전방 충전

정의

비강 전방의 출혈을 막는 팩킹법을 말한다.

적응증

비강 전방의 출혈

금기증 및 주의사항

1) 진정상태의 대상자에게 비강 충전을 실시하면 저산소증을 유발할 수 있기 때문에 산소포화도 모니터가 요구된다.
2) 때로는 독성 쇼크 증후군의 위험이 있기에 예방적 항생제를 사용해야 한다.

준비물

- ☑ 헤드램프
- ☑ 국소마취제
- ☑ 국소 혈관수축제
- ☑ 질산은 스틱
- ☑ 분무기(약물을 뿌리기 위한)
- ☑ 항생제 연고나 바셀린을 묻힌 1인치(2.5cm) 크기 거즈
- ☑ 제품화된 비강용 탐폰(다양한 사이즈와 모양)
- ☑ 비강 흡인 튜브
- ☑ 긴 집게
- ☑ 비강 스펙큘럼
- ☑ 인두용 거울
- ☑ 2×2인치 거즈 패드

- ☑ 4×4인치 거즈 패드
- ☑ 테이프
- ☑ 면봉

대상자 준비

1) 치과용 의자에 앉히거나 이동침대에 반좌위로 눕힌다.
2) 가운이나 수건을 대상자 옷 위에 덮고 곡반을 준비한다.
3) 처방대로 대상자를 진정시킨다.

절차

1) 비강에 있는 피딱지들을 나오게 하기 위해 코를 풀게 한다.
2) 헤드램프를 켜고 비강용 스펙큘럼을 코로 밀어 넣어 전방이나 후방에 출혈이 있는지 확인하기 위해 피딱지를 흡인한다(▶그림 41-1).
3) 면봉에 국소마취제나 혈관수축제를 적셔서 환부를 마취한다.
4) 출혈 부위를 지혈하기 위해 질산은을 바른다.
5) 전방에 충전을 시행한다.

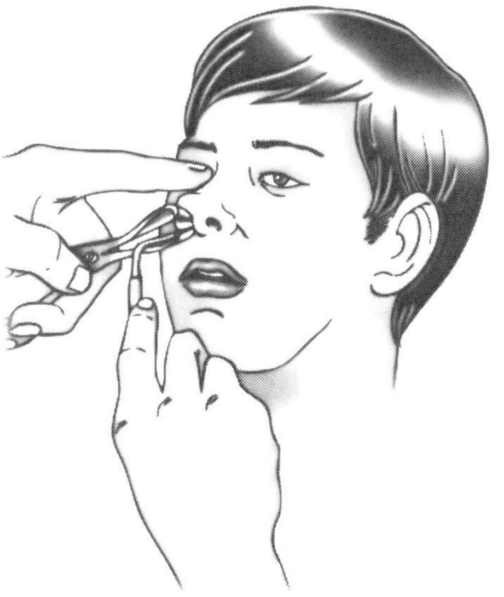

▶ 그림 41-1 피딱지를 꺼내는 동안 비강용 스펙큘럼을 코에 삽입한다.

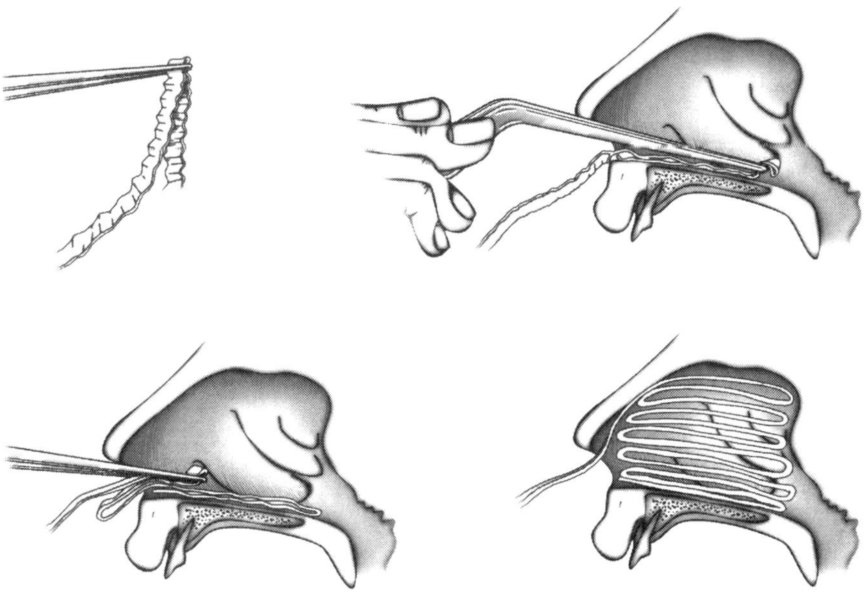

▶ 그림 41-2 바세린 거즈로 비강 전방에 아코디언 식으로 충전하기

(1) 바세린 거즈: 항생제가 흡수되어 있는 거즈를 아코디언 모양으로 충전한다. 긴 삽입용 집게를 이용하여 끝부분을 전방 돌출 부위까지 충전한다(▶그림 41-2). 코 아래로 나온 거즈를 테이프로 고정한다(▶그림 41-3).

(2) 시판용 비강 탐폰: 필요하다면 탐폰을 삽입하기 전에 조금 자른다. 탐폰을 항생제 연고나 윤활제로 부드럽게 한다. 집게나 장갑 낀 손가락으로 전방층에 탐폰을 삽입한다. 두 개의 탐폰이 필요할 수도 있다. 그럴 땐 양 옆으로 삽입한다(▶그림 41-4). 탐폰이 코피를 흡수해 크기가 커진다. 미리 탐폰에 멸균 식염수를 적실 수도 있다. 최대 3일 동안 코 안쪽에 삽입해 놓고 제거하기 전에 다시 식염수로 적셔야 한다(▶그림 41-5).

연령에 따른 주의사항

1) 아동의 경우 전방 출혈은 매우 흔하다. 갑작스런 기온의 변화, 건조한 열, 코 잡아당기기 등 후 코 표피층에 균열이 생기면 출혈이 생길 수 있다.
2) 성인의 경우 전방 출혈은 고혈압, 응고장애, 부비동질환, 호흡기 감염, 알레르기와 관련이 있다.

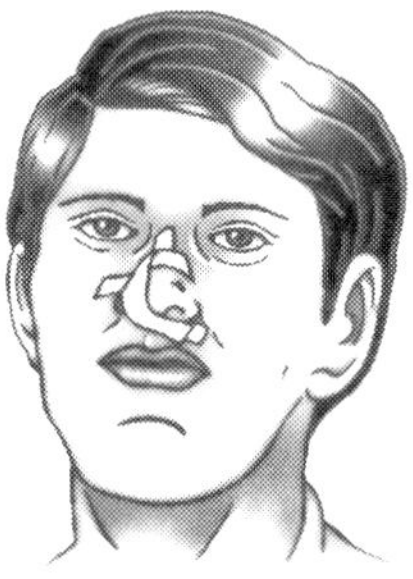

▶ 그림 41-3 코 아래에서 충전을 테이프로 고정하기

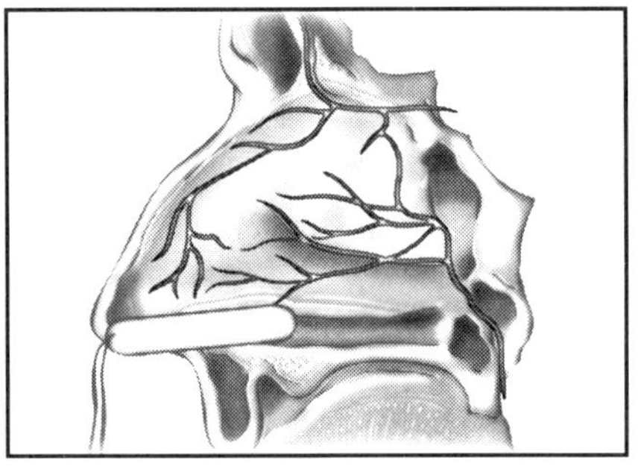

▶ 그림 41-4 메로셀 비강용 탐폰을 비강으로 삽입하는 것

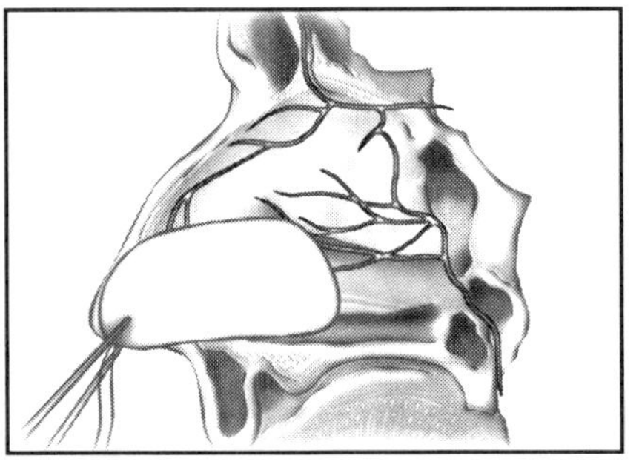

▶ 그림 41-5 메로셀 탐폰이 혈액을 흡수한 후에 부피가 늘어난 상태

합병증

1) 혈액 소실로 인한 저혈량증

2) 반복적인 출혈로 인한 지혈장애

3) 부종이나 충전재의 이탈로 인한 기도폐색

4) 저산소증
5) 부비동염
6) 독성 쇼크 증후군

대상자 교육

1) 충전을 제거하지 않는다. 48시간 이내에 제거할 때는 의료인 또는 이비인후과 전문의를 찾아간다.
2) 며칠 동안은 출혈을 야기할 수 있는 다음과 같은 활동은 피한다.

> ✽ 무리한 운동, 물건 들어올리기, 알코올 음료, 뜨거운 음료, 아스피린, 비스테로이성 소염제 복용, 코를 풀거나 재채기나 기침하는 것(재채기를 할 때에는 입을 벌려야 압력을 완화시킬 수 있다.)

3) 출혈이 재발되거나, 호흡곤란, 피가 목뒤로 넘어가는 것, 발열, 근육통, 발진이 있을 경우 응급실에 다시 오거나 담당 의사에게 연락한다.

제42장 비출혈의 후방 충전

정의

비강의 후방 출혈 시 충전하는 것을 말한다.

적응증

1) 비강 후방의 출혈을 막기 위해서이다.
2) 비강 후방출혈은 비갑개 뒤의 비강으로 들어가는 접형구개동맥의 코쪽 측분지에서 가장 흔하게 발생한다.

금기증 및 주의사항

1) 심장이나 폐질환의 병력이 있는 50~80대 대상자들은 심폐기능이 약하기 때문에 문제(과환기, 저산소증, 부정맥)가 발생할 수 있다.
2) 심폐질환자들은 충전으로 인한 저산소증이 나타날 수 있으므로 맥박산소포화도 측정기를 모니터하면서 기본 산소포화도를 유지하여야 한다.
3) 후방 충전을 한 대상자들은 병원에 입원하여야 한다.
4) 독성 쇼크 증후군이 나타날 위험이 있기 때문에 예방적 항생제를 투약한다.
5) 후방에는 거즈 충전을 거의 사용하지 않는다. 시판용 비강 탐폰이 사용하기 쉽고 대상자에게도 덜 불편하기 때문이다.

준비물

- ☑ 헤드램프
- ☑ 국소마취제
- ☑ 국소 혈관수축제
- ☑ 질산은 스틱
- ☑ 프라이저 비강 흡인 팁

- ☑ 긴 집게
- ☑ 비강 스펙큘럼
- ☑ 인두용 거울
- ☑ 설압자
- ☑ 면봉
- ☑ 산소포화도 계측기
- ☑ 시판용 비강 탐폰(다양한 사이즈와 모양)
- ☑ 항생제 연고나 윤활제
- ☑ 후방 거즈 팩 장치
- ☑ 2×2인치 거즈 패드
- ☑ 4×4인치 거즈 패드
- ☑ 항생제 연고나 젤리를 흡수할 1인치 폭의 거즈
- ☑ 0번 실크 봉합사
- ☑ 빨간 고무로 된 흡인용 카테터(8~10번 사이즈)
- ☑ 중간 크기의 지혈겸자
- ☑ 테이프
- ☑ 탯줄용 클램프나 2-0 실크 타이

대상자 준비

1) 치과용 의자에 앉히거나 이동침대에 반좌위로 눕힌다.
2) 가운이나 수건을 대상자 옷 위에 덮고 곡반을 준비한다.
3) 처방대로 대상자를 진정시킨다.
4) 시술동안 산소포화도 계측기를 이용하여 대상자를 모니터한다.

절차

1) 시판용 비강 탐폰

(1) 필요하다면 탐폰을 삽입하기 전에 조금 자른다. 탐폰을 항생제 연고나 윤활제로 부드럽게 한다.

(2) 비강의 바닥을 따라 탐폰을 삽입한다(▶그림 42-1).

① 탐폰이 코피를 흡수하면 커진다. 또는 멸균 식염수에 미리 적실 수도 있다(▶그림 42-2).

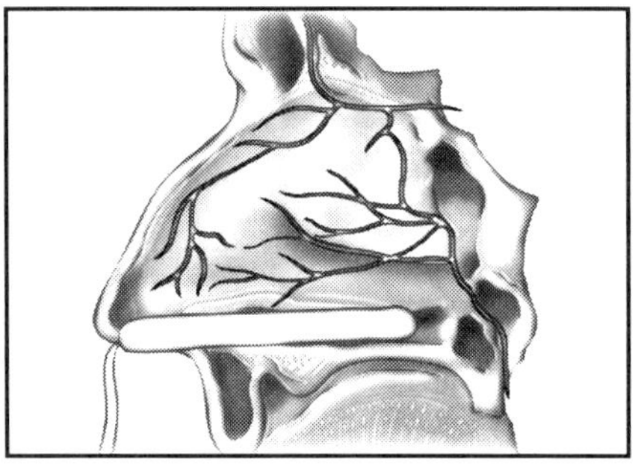

▶ 그림 42-1 후방 비출혈이 발생하면 메로셀 비강용 탐폰을 코로 삽입한다.

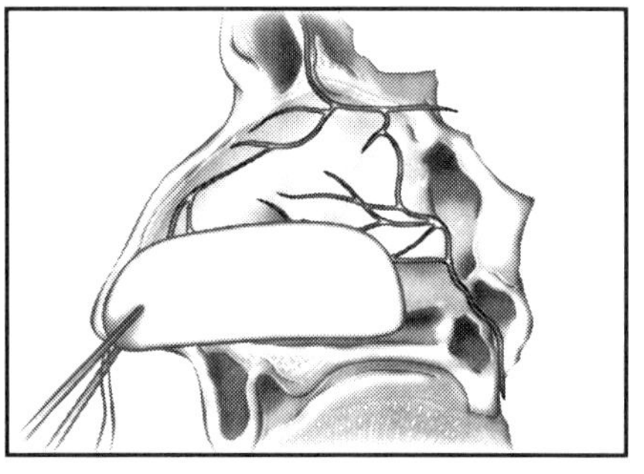

▶ 그림 42-2 피를 흡수하여 팽팽해진 메로셀

② 최대 3일 동안 탐폰을 코 안쪽에 삽입해 놓을 수 있는데 제거하기 전에 다시 식염수로 적셔야 한다.

2) 후방의 비강 거즈 팩

(1) 4×4인치 거즈를 말아서 1과 3/4인치 길이로 자른다. 실크로 봉해서 묶는다.

(2) 면봉을 이용하여 국소마취나 혈관수축제를 5~10분간 코 내부에 바른다.

(3) 헤드램프를 켜고 비강용 스펙큘럼을 비공에 넣고 피딱지들을 흡인한다.

(4) 흡인용 고무 카데터를 비강인두에 삽입한 후 겸자를 이용하여 입 밖으로 꺼낸다(▶그림 42-3).

(5) 입 밖으로 나온 카테터 끝에 충전재를 묶어서 후비인두에 넣는다. 연구개 위에 위치하도록 하여 볼 수 있어야 한다(▶그림 42-4).

(6) 필요하다면 후비강 충전을 손으로 당겨서 위치를 조정한다. 설압자를 물려 놓으면 의사소통되지 않는 대상자들이 처치자의 손을 깨무는 것을 예방할 수 있다.

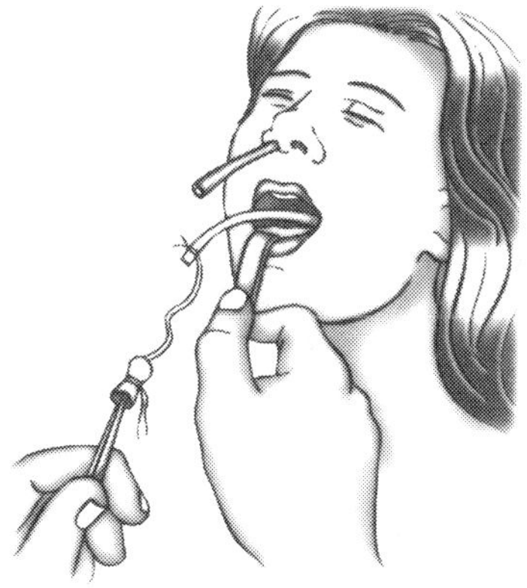

▶ 그림 42-3 흡인용 카테터를 코에 가느다랗게 넣고 끝에다가 거즈 충전재를 매달아서 잡아당길 준비를 한다.

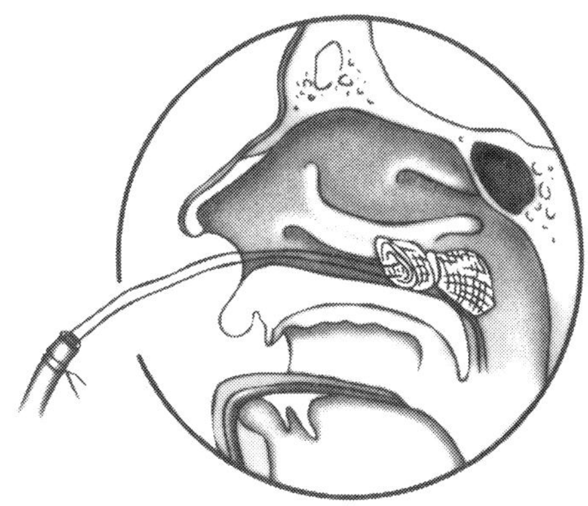

▶ 그림 42-4 후비강에 위치한 거즈 팩킹

(7) 카테터를 제거하고 끝을 봉합한다. 두 개의 매듭을 당긴 다음 뺨을 테이프로 고정시키고 충전을 제거할 때 이용한다.

(8) 코 안쪽에 항생제나 젤리가 코팅된 거즈를 충전할 때는 집게를 이용하고 끝부분이 돌출 부위까지 들어가게 한다.

(9) 충전을 제거할 때까지 저농도의 산소를 마스크로 투여한다.

연령에 따른 고려사항

후비강 비출혈은 노인, 고혈압, 동맥경화증, 혈소판과 응고인자가 감소된 환자에게서 주로 발생한다.

합병증

1) 혈액 손실로 인한 저혈량증
2) 반복적인 출혈로 인한 지혈장애
3) 부종이나 비강 충전의 위치 이탈로 인한 기도폐쇄
4) 저산소증
5) 부정맥
6) 독성 쇼크 증후군
7) 충전의 불편감과 관련되어 발생하는 고혈압
8) 충전이 실패하면 충전재의 위치 조정이나 외과적 중재가 필요할 수도 있다(25%에서 발생).

대상자 교육

1) 충전을 제거하지 않는다. 48시간 이내에 제거할 때는 의사에게 보여준다.
2) 며칠 동안은 출혈을 야기할 수 있는 다음과 같은 활동들을 피한다.

> ❂ 무리한 운동, 물건 들어올리기, 알코올 음료, 뜨거운 음료, 아스피린, 비스테로이스성 소염제 복용, 코를 풀거나 재채기나 기침하는 것(재채기를 할 때는 입을 벌려야 압력을 완화시킬 수 있다.)

3) 재 출혈, 호흡곤란, 피가 목 뒤로 넘어가는 것, 발열, 근육통, 발진이 있을 경우 즉시 보고한다.

제43장 저체온증 환자 치료

정의

체온이 35℃ 이하인 대상자에게 체온을 상승시키기 위해 제공하는 처치를 말한다.

적응증

열 생산의 감소, 열 소실의 증가 혹은 두 가지가 동시에 발생하였거나 체온조절체계의 장애로 인하여 체온이 35℃ 이하인 대상자에게 체온을 상승시키기 위함이다.

1) 저체온증은 심근의 불안정 상태를 초래하므로 작은 자극에도 심실세동이 발생할 수 있다. 따라서 대상자를 부드럽게 다루고, 시술은 주의깊게 제공되어야 한다. 특히 체온이 29℃ 이하인 경우 위험하다.
2) 능동적 외부 가온법을 받는 대상자들은 재가온 쇼크를 경험하기도 한다. 쇼크는 말초 사지의 수축된 혈관이 이완되면서 혈압을 낮추기 때문에 발생한다.

> ✽ 재가온 쇼크: 저체온으로 수축되었던 혈관이 재가온으로 인하여 확장되면 갑작스런 저혈압, 혈관저항과 전부하의 감소가 야기된다.

3) 능동적 외부 가온법을 받는 대상자들은 체온이 회복된 후 다시 떨어지는 구조 후 저체온(afterdrop)을 경험할 수 있다. 구조 후 저체온은 사지의 차가운 혈액이 신체 중심부로 들어오면서 심근의 오한을 초래하고 심실세동 위험을 높인다.

> ✽ 구조 후 저체온(afterdrop): 재가온이 끝난 후 심부 체온이 다시 떨어지는 것을 말한다.

4) 약물을 신중하게 선택해야 한다. 저체온증 환자에게는 약물의 효과가 적게 나타나며 약물의 대사가 늦게 나타나기 때문에 갑작스런 재가온법은 이와 관련된 합병증을 초래할 수 있다(중탄산염으로 인한 대사성 염기증, 인슐린 사용으로 인한 저혈당증).
5) 피부를 마사지하거나 문지르지 않는다. 또한 저체온 대상자의 피부에 알코올을 사용하지 않는다. 이런 술기는 혈관 이완을 유도하여 말초의 차가운 혈액이 신

체 중심부로의 이동을 신속하게 하기 때문이다.

6) 일반적으로 중심체온이 28~30℃ 이하인 대상자에게는 제세동의 효과가 없다.

준비물

- 가온수액 (37.7℃)
- 수액 가온기
- IV 세트
- 세척용 가온 생리식염수
- 워머
- 열패드
- 온수병
- 강제 공기 보온담요
- 가온, 가습된 산소를 제공할 수 있는 분무장치
- 복강 세척기구
- 유치도뇨관
- 혈액투석기
- 체외순환기
- 위장관 세척기구
- 흉강 세척기구
- 저체온증 측정용 체온계(34.4℃ 이하도 측정할 수 있는 체온계)

대상자 준비

1) 심정지 대상자에게는 심폐소생술을 실시한다. 의식이 명료하지 않거나 기도가 확보되지 않는다면 인공기도 삽관을 시행해야 한다. 기도 삽관 시 부정맥이 발생하지 않도록 충분한 산소를 공급한다. 기도 삽관동안 부정맥이 발생하는 이유는 거친 술기, 저산소증, 산염기 불균형 등이다.
2) 지속적으로 체온을 감시한다. 방광, 직장 또는 식도 탐침을 사용할 수 있다. 직장에 탐침을 사용하는 경우 탐침이 대변에 위치하면 정확한 체온을 측정할 수 없으므로 직장에 대변이 남아 있는지 확인한다.
3) 재가온 절차 동안에 지속적인 평가를 위해 심장 모니터를 부착한다.

4) 12 유도 심전도를 검사한다.
5) CBC, 동맥혈가스 검사, 전해질(K^+) 검사, 혈당과 심장효소에 대한 기본 검사를 시행한다.

절차

재가온요법에 수동적 외부 재가온요법, 능동적 외부 재가온요법, 능동적 중심 재가온요법 3종류가 있다. 저체온증의 정도와 기간에 따라, 이용 가능한 기구, 자원, 시간, 금기 여부에 따라 재가온요법의 종류를 선택한다. 중등 또는 심각한 저체온증인 경우에는 중심 재가온요법을 먼저 시행하고, 사후 체온저하를 막기 위해 말초 가온요법을 추가하기도 한다.

1) 수동적 외부 재가온요법

경증의 저체온증 환자에게 적용(33~36℃)

(1) 대상자를 차갑거나 젖은 환경으로부터 벗어나게 한다. 전도현상으로 인한 열 손실을 막기 위해 대상자가 입고 있는 옷을 벗기고 몸의 물기를 닦은 후 시트나 담요를 깐 이동침대에 눕힌다.
(2) 대류나 복사로 인한 열 손실을 막기 위하여 대상자를 머리까지 담요로 덮어준다. 머리를 덮어주지 않으면 머리에서 많은 양의 열이 손실된다.
(3) 수액요법을 적용해야 한다면 추가적인 열손실을 막기 위해 가온한 수액을 제공한다.

> ✽ 전도: 따뜻한 물체가 낮은 온도의 물체와 직접 접촉할 때 발생
> 대류: 기체나 액체에 의해 열을 전달할 때 발생
> 복사: 대기 중이나 공간으로 열을 전달할 때 발생

2) 능동적 외부 재가온요법

중등도 또는 중증의 저체온증 환자에게 적용(< 33℃)

(1) 대상자를 따뜻한 담요, 전기담요 또는 강제 공기보온 담요로 덮어준다.
(2) 겨드랑이, 서혜부 또는 몸통에 따뜻하게 발열물질(열패드, 가온병)을 넣어준다.
(3) 머리 위쪽에서 워머를 비추어준다.
(4) **주의**: 재가온요법으로 인해 체온 저하나 재가온 쇼크가 발생할 수 있기 때문

에 능동적 외부 가온요법은 흉곽에만 적용하고 사지는 혈관이 수축된 상태가 유지되도록 한다.

3) 능동적 중심 재가온요법

체온이 33℃ 이하인 대상자에게 적용한다.

(1) 37.7~39℃로 가온된 수액을 공급한다.
(2) 가온 가습된 산소를 줄 수 있는 기구나 분무기구를 사용한다.
(3) 복강내 구조물, 후복강에서 신장까지, 횡격막에서 폐와 심장까지 직접 따뜻한 열을 전달하기 위해서 복강세척액을 40~45℃로 가온한다. 주입과 배액을 할 수 있는 두개관을 삽입한다.
(4) 위 세척 시 가온된 수액을 사용한다.
(5) 개흉술 시 종격동 세척을 할 때에도 가온된 수액을 사용한다(수술실에서 시행된다).
(6) 혈액투석은 투석액을 42~45℃로 가온하여 사용한다. 투석으로 인해 칼륨 수치가 저하될 수 있으므로 필요하다면 수액에 칼륨을 섞는다.
(7) 수술실에서 체외순환 시 혈액가온기를 사용한다. 또는 수액가온기로 동맥정맥 재가온을 지속적으로 시행한다.

연령에 따른 주의사항

1) 영유아는 피하지방이 적고 체표면적이 넓기 때문에 열 손실이 많으며 열을 조절하고 생산능력이 감소되어 저체온증이 발생할 위험이 크다.
2) 노인은 대사율이 감소하고 근육 무게와 피하조직의 감소로 추운 환경에 노출 시 정상 체온을 유지하기가 어렵다. 노화가 오면 외부온도의 변화에 대한 지각이 떨어진다. 그래서 노인들은 보온요법(따뜻한 의복이나 피신처)이 필요하다는 것을 깨닫지 못한다.

합병증

1) 거친 술기나 자극은 심실세동을 발생시킬 수 있다.
2) 심한 저체온증 환자에게 능동적 외부 재가온법을 실시하면 재가온 쇼크와 체온

저하가 발생할 수 있다.

3) 온열기가 피부에 직접 닿으면 화상이 발생할 수 있다.

대상자 교육

저체온증인 대상자는 추후 동일한 상황을 어떻게 예방하는지 배워야 한다. 조기 증상으로 오한, 기면, 혼돈, 조정능력 상실이 나타날 수 있음을 교육한다. 주변 환경에 맞는 적절한 옷과 모자를 착용하고 저체온증을 유발할 수 있는 술이나 다른 약물을 피하도록 교육한다.

제44장 고체온증 환자 치료

정의

체온이 40.5℃ 이상인 대상자의 체온을 39℃ 이하로 낮추기 위해 수행하는 처치를 말한다.

적응증

고체온증은 고열, 일사병, 대사 이상, 체온조절중추의 이상 또는 약물로 인해 발생할 수 있다.

금기증 및 주의사항

1) 고체온증인 경우 먼저 체온을 떨어뜨리는 처치를 신속하게 수행해야 한다. 성공적인 치료는 체온을 1시간 이내에 39℃ 이하로 떨어뜨리는 것이다.
2) 고체온증의 초기 진단은 대부분 어렵다. 주요 열 질환과 관련된 초기 증상(기면, 혼돈, 두통)은 특이하지 않고 간과되기가 쉽다.

준비물

- ☑ 얼음팩
- ☑ 얼음물
- ☑ 날개가 큰 선풍기
- ☑ 욕조 또는 대야
- ☑ 냉요법용 담요
- ☑ 복막 세척기구
- ☑ 체온계(직장, 방광, 식도탐침)
- ☑ 차가운 정맥수액

대상자 교육

고체온 상태에서는 산소요구도가 높아지기 때문에 대상자에게 고농도의 산소를 공급한다.

제45장 지혈법

정의

지혈법은 창상의 출혈을 멎게 하는 방법이다. 응급조치로 하는 지압법 · 압박법 등의 일시적 지혈법과 수술하는 영구적 지혈법이 있다. 과량의 심한 출혈은 생명을 위협하는 쇼크의 주 원인이다. 정상 성인의 경우 체중의 6~7%, 예를 들어 70kg의 성인은 4.2~5L 정도의 혈액을 체내에 보유하고 있다. 그 중 10% 이상을 실혈하면 위험해지므로 신속한 지혈처치가 필요하다. 과량의 출혈이 발생하면 공급되는 산소의 부족으로 세포가 사망하기 시작한다. 세포가 죽기 시작하면 장기의 기능이 상실되고 결국에는 사망에 이른다.

외출혈은 다음 3가지로 분류한다.

1) 동맥 출혈

동맥혈은 산소가 풍부하여 선명한 적색을 띤다. 심장이 수축할 때의 압력으로 혈액이 출혈 부위에서 뿜어져 나오기 때문에 출혈의 양이 많다. 따라서 지혈이 어려운 편이다.

2) 정맥 출혈

정맥혈은 산소 함유량이 적어 대체로 암적색을 띤다. 산소화된 적혈구는 체세포에 산소를 공급하고 탄산가스와 폐기물을 폐로 운반한다. 정맥은 압력이 낮기 때문에 지혈이 용이하다.

3) 모세혈관 출혈

모세혈관은 크기가 작고 압력이 낮아 출혈이 느리고 삼출성이다. 유의한 양의 출혈이라도 대부분 경미하고 통제가 쉽다. 가장 흔한 원인은 찰과상이다. 모세혈관 출혈은 산소량에 따라 선명한 적색이거나 암적색이다. 모세혈관 출혈로 인한 주 문제는 피부에 박힌 오염물 때문에 발생하는 감염이다.

적응증

외출혈

금기증 및 주의사항

1) 일반적으로 출혈 부위에 얼음찜질을 하여 지혈하기도 한다. 그러나 사지의 소혈관을 침범하는 레이노드 질환의 경우 증상이 악화될 수 있으므로 얼음찜질을 적용하지 않아야 한다. 또한 냉에 알레르기가 있는 사람 또는 마취한 부위에도 얼음을 적용하지 않는다.
2) 체간, 주관절, 슬관절 부위에는 지혈대를 사용하지 않는다.
3) 간접 지혈법이나 지혈대의 사용은 비 전문인이 시행할 경우 지혈이 잘 되지 않거나 심각한 합병증을 초래할 수 있으므로 시행하지 않는다(▶그림 45-1).
4) 내출혈이 있는 부상자는 금식해야 한다.

준비물

- ☑ 멸균 거즈
- ☑ 멸균 생리식염수
- ☑ 압박붕대
- ☑ 지혈대
- ☑ 부목
- ☑ 장갑
- ☑ 얼음
- ☑ 지혈막대

대상자 준비

대부분의 사람들이 피를 보면 몹시 놀라므로 대상자를 진정시키고 안심시킨다.

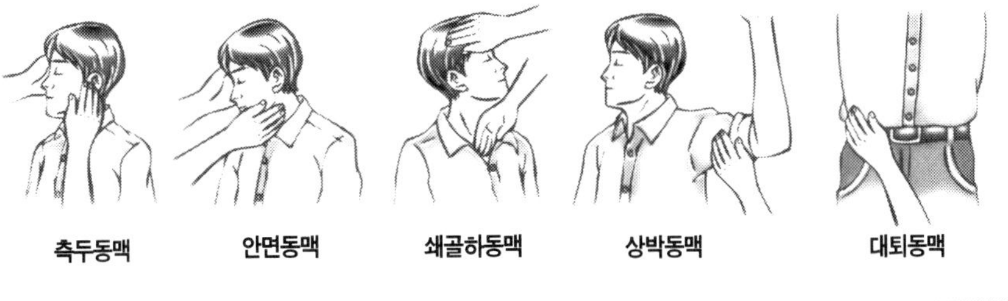

▶ 그림 45-1 간접압박 지혈법(지압점)

상처가 표피에 있거나 긁힌 것이면 정맥혈이 스며 나온다. 대상자를 눕혀서 뇌로 가는 혈류를 증가시켜 실신을 예방하고, 출혈되는 신체 부위를 심장 위치보다 높게 한다. 상처 주변의 가피나 이물질은 제거한다. 칼, 화살이 몸에 박혀있다면 제거할 때 더 큰 손상을 일으키거나 출혈이 심해질 수 있다. 상처에 박힌 물건이 있으면 주위에 패드나 붕대를 감고 그대로 둔다.

절차

1) 직접압박법

출혈로 인해 조직이 저산소 상태가 되어 출혈성 쇼크에 이를 위험이 있을 때 실시하는 방법으로 출혈 부위를 직접 압박해서 지혈한다.

(1) 멸균 거즈나 깨끗한 천(수건, 침대 시트)을 두툼하게 접어서 상처 부위 전체를 덮은 다음 손바닥으로 세게 지속적으로 압박한다(▶그림 45-2A).
(2) 만약 혈액이 천 밖까지 스며 나오면 천을 떼지 말고, 그 위에 새로운 거즈나 천을 대고 처음보다 더 세게, 더 넓은 부위를 압박한다.
(3) 상 · 하지 출혈에서는 출혈 부위를 대상자의 심장보다 높게 올린다. 이때 상 · 하지에 골절 등 심한 손상이 있을 때는 그 부위를 움직이지 않도록 주의한다.
(4) 일단 지혈되면 붕대나 긴 천을 이용하여 상처 부위를 누르고 있는 거즈나 천을 그 자리에 고정한다. 이때 너무 세게 묶어서 혈류가 중단되지 않도록 유의한다(▶그림 45-2B).

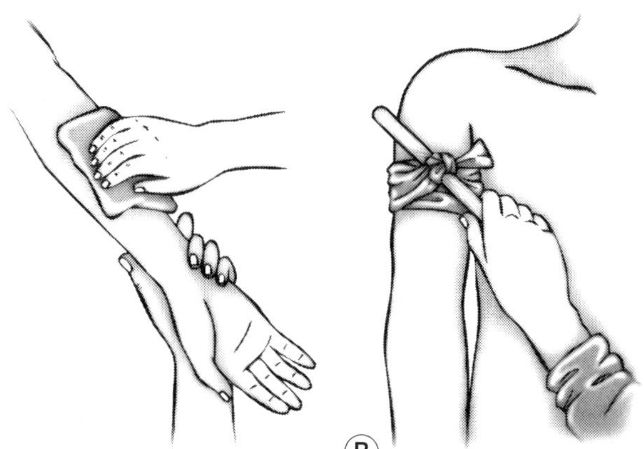

▶ 그림 45-2 압박지혈법(A)과 지혈대법(B)

2) 지혈점 압박법

출혈 부위를 직접 압박하지 않고 출혈 부위에 혈액을 공급하는 동맥을 압박하여 지혈하는 방법으로서 직접압박법으로 지혈되지 않을 경우에만 사용한다. 상처 부위에 손을 대지 않아 염증 발생을 줄이는 장점이 있지만 기술을 필요로 한다.

(1) 손가락 끝으로 출혈 부위에 해당되는 동맥이 지나는 부위를 촉진해 보면 맥이 뛰는 것이 느껴진다.
(2) 동맥을 찾으면 손가락 끝으로 동맥을 밑에 있는 뼈에 닿도록 압박하여 지혈한다.
(3) 지혈되면 즉시 압박을 중단하여 조직손상을 예방한다(▶그림 45-3).

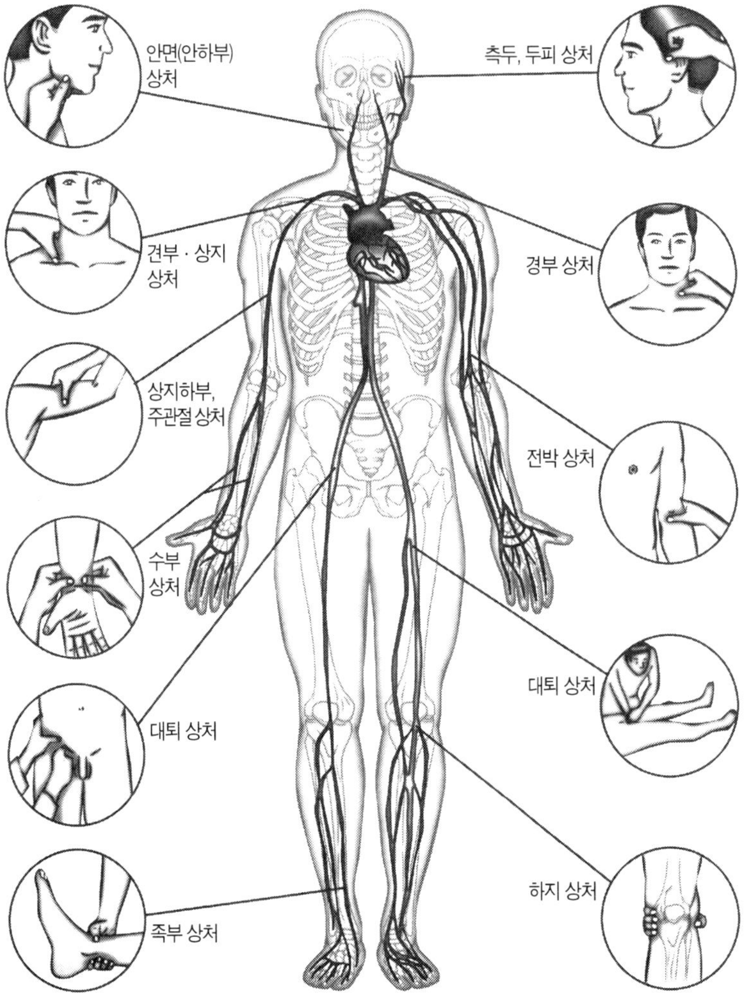

▶ 그림 45-3 지혈점 압박법

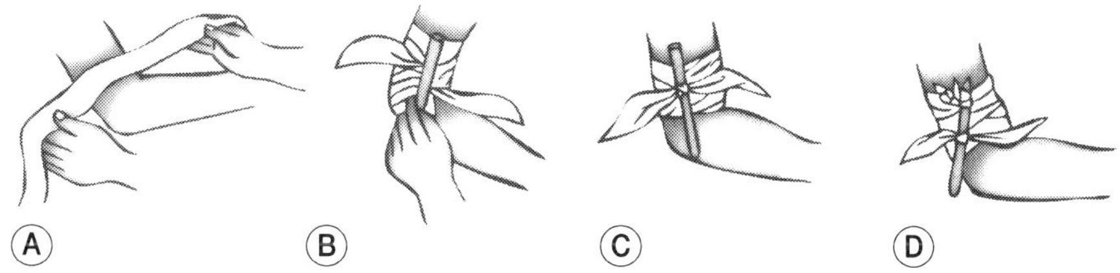

▶ 그림 45-4 지혈대 묶는 순서

3) 지혈대 사용법

출혈이 심하고 위의 모든 방법으로도 지혈되지 않고 상처 부위가 상지 또는 하지일 때는 지혈대를 사용할 수 있다.

(1) 지혈대는 최소 폭이 5cm 이상, 길이는 상 · 하지를 두 바퀴 이상 감을 수 있어야 한다. 재료로는 천으로 된 띠, 혁대, 스카프 등을 사용할 수 있다(▶그림 45-4A).
(2) 상처 바로 윗부분에 지혈대를 대고 2바퀴 감은 뒤, 한 번 묶고 그 위에 막대기나 기타 튼튼한 물건을 놓고서 다시 두 번 단단히 묶는다(▶그림 45-4B).
(3) 묶여진 막대기를 비틀어서 지혈될 때까지 지혈대가 조여지도록 한다(▶그림 45-4C).
(4) 막대기는 매듭 후에 남아 있는 여분의 천을 이용하거나 새로운 천을 이용하여 풀리지 않게 고정한다(▶그림 45-4D).
(5) 지혈대 부착 시간과 장소를 표기하여 대상자의 옷이나 지혈대 위에 부착한다.
(6) 즉시 병원으로 후송한다.

지혈법

출혈 부위를 직접압박법으로 지혈한다. 거즈나 붕대가 준비될 때까지 일시적으로 상처로부터 심장에 가까운 동맥 위를 압박하여 지혈한다. 이 압박 부위를 지혈점이라 한다.

제11부

1) 지혈점

(1) 두피: 엄지로 귀 바로 앞을 뼈에 대고 누른다.
(2) 얼굴: 아래턱의 움푹 패인 곳을 손가락으로 누른다.

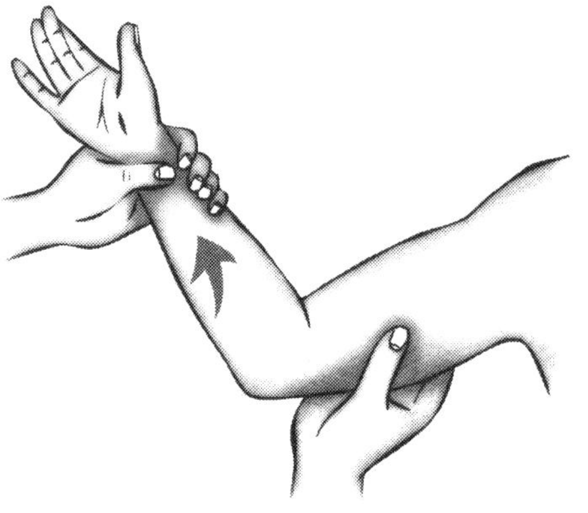

▶ 그림 45-5 상완동맥 압박

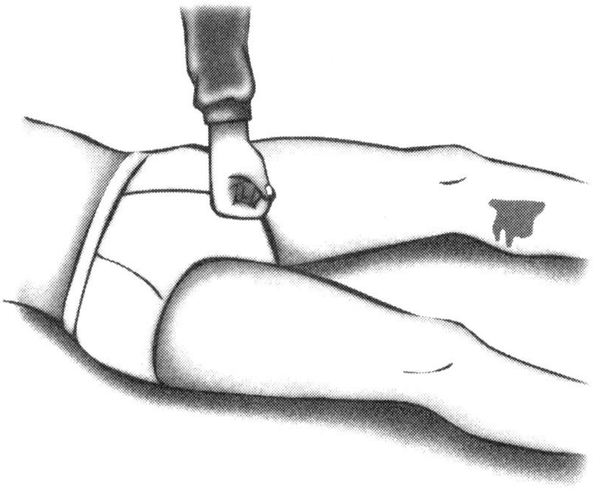

▶ 그림 45-6 대퇴동맥 압박

(3) 경부: 엄지를 목 뒤에 대고, 다른 네 손가락을 목 측면에 대고 엄지 쪽을 향해 강하게 압박한다.

(4) 흉부나 액와: 쇄골 위의 움푹 패인 곳에 엄지를 대고 강하게 압박한다.

(5) 상지나 손: 상완동맥을 압박한다(▶그림 45-5).

(6) 하지: 대퇴동맥을 압박한다(▶그림 45-6).

2) 직접압박법

(1) 상처 위에 거즈나 깨끗한 천을 직접 대고 압박한다(▶그림 45-7).

(2) 부상을 당한 상 · 하지를 심장 위치보다 높게 한다.

(3) 너무 조이지 않을 정도로 붕대로 동여맨다(▶그림 45-8).

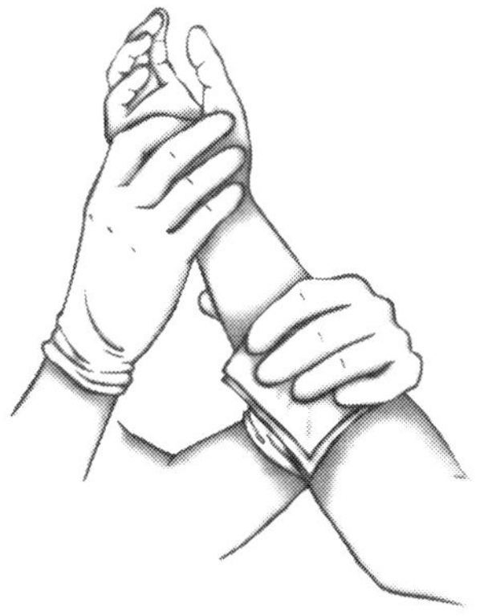

▶ **그림 45-7 직접압박법**

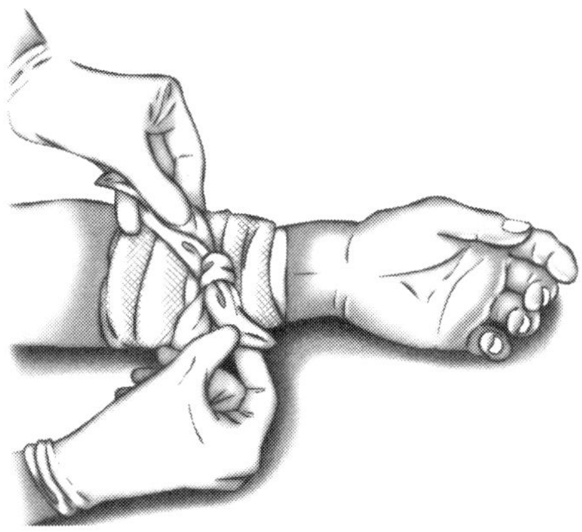

▶ **그림 45-8 직접압박법.** 너무 조이지 않게 붕대로 동여맨다.

3) 지혈대 감는 법

상 · 하지의 출혈이 직접 압박법으로는 멈추지 않을 경우에는 지혈대를 감는다.

4) 절차

(1) 지혈대로 사용할 삼각건이나 스카프를 5cm 가량의 폭으로 접어서 지혈점과 상처 사이에 위치한 동맥 위에 놓는다. 지혈대의 폭이 너무 좁으면 신경에 손상을 입힐 수 있다.

(2) 혈관 바로 위에는 손수건을 작게 접어 덧댄다.

(3) 관절이 있다면 지혈대를 관절보다 약간 위쪽에 댄다. 지혈대를 두를 부위의 옷이 너무 두껍지 않다면 옷 위에다 지혈대를 댄다.

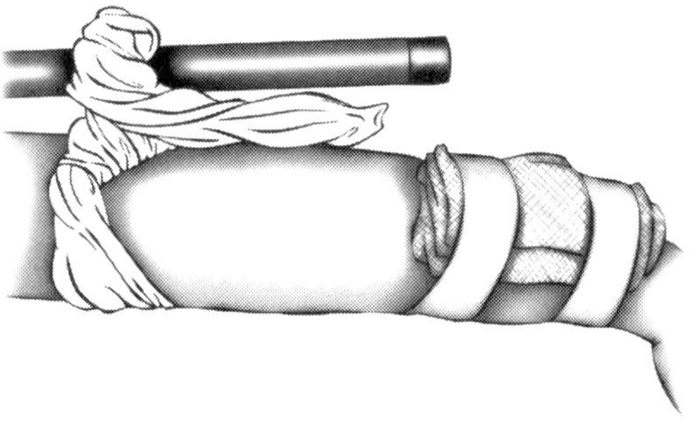

▶ **그림 45-9 지혈대 조이기.** 출혈이 멎을 때까지 지혈대를 조인다.

(4) 지혈대를 이용하여 상처가 있는 상·하지 주위에 단단하게 이중으로 돌려서 반 맺음을 한다.

(5) 20~30cm 길이의 막대기를 매듭 위에 놓고 막대기가 풀리지 않도록 단단히 묶는다.

(6) 막대기를 뒤틀어서 돌려 출혈이 멎을 때까지 지혈대를 조인다(▶그림 45-9).

(7) 지혈 후에는 막대기를 지혈대의 남은 부분이나 다른 끝으로 그 자리에 고정시킨다.

(8) 지혈대를 적용한 정확한 시각을 지혈대에 표기한다.

(9) 지혈대를 감은 2시간 이내에 대상자를 병원에 후송해야 한다.

(10) 일반적으로 지혈대 적용 후 24시간이 경과하면 조직이 괴사된다.

- 의사의 치료가 어려운 상황이라면 1시간이 경과한 시점에서 쇼크에 주의하면서 일단 지혈대를 풀어 혈액을 순환시킨다. 그 때 출혈점은 거즈로 압박해서 지혈한다.
- 압박 지혈할 수 있을 때는 그대로 붕대를 감아둔다.
- 지혈이 안 되면 5분 가량 지난 후 다시 지혈대를 감아둔다.
- 조직괴사를 방지하기 위해 진료를 받을 때까지는 이상과 같이 매 시간 지혈대를 다시 감는다. 동시에 가능한 대로 출혈량을 적게 하여 출혈에 의한 쇼크를 방지한다.

출혈이 심한 경우

외상, 객혈, 토혈 등으로 출혈의 정도가 심하다면 곧바로 대상자를 병원으로 후송하거나 구급차를 요청한다. 대상자가 쇼크 상태에 빠지면 피부가 창백해지고,

식은땀을 흘리며, 호흡이 곤란할 수 있다.

내출혈

두부, 복부, 흉부에 둔상 또는 타박상을 입었을 경우에는 내출혈의 위험이 있다. 내출혈이 의심되면 아래와 같이 조치한다.

1) 수술할 필요가 있을 경우를 대비하여 금식시킨다.
2) 안정과 보온을 위해 대상자를 눕히고 몸에 가벼운 것을 덮어 준다.
3) 머리를 옆으로 향하게 하여 기도의 개방성을 유지하고 수월하게 호흡할 수 있도록 한다.
4) 곧바로 병원으로 후송한다.

유의점

1) 창백한 피부, 식은땀, 가쁜 호흡은 쇼크의 증상일 수 있으므로 특히 주의한다.
2) 출혈이 지속되어 상처 위에 덮은 거즈까지 젖으면 혈액에 젖은 거즈를 제거하지 않고 다른 거즈를 위에 덧댄다.
3) 출혈이 심하면 즉시 의료기관에 연락하고 출혈 부위를 움직이지 않도록 한다.
4) 머리를 낮추고 똑바로 눕힌 채 발을 15cm 정도 상승시킨 자세를 취해 준다. 특히 두경부, 등, 하지에 손상을 입었다면 대상자를 함부로 움직이지 않는다.

합병증

- **내출혈**: 상처 감염, 장기 손상, 쇼크, 사망

INDEX

찾아보기

저자와의
협의하에
인지생략

| 핵심 응급술기 |

발행일 2012년12월 15일 초판 인쇄
2012년12월 30일 초판 발행

저 자 이은남 · 강지연 · 김복자 · 박진희 · 성미혜 · 소희영
송라윤 · 안숙희 · 유혜라 · 이은자 · 주현옥

발행인 김 시 동
발행처 정 문 각
서울특별시 마포구 백범로 104번지
(지번주소 : 서울특별시 마포구 대흥동 210-1 봉화빌딩 4층)
출판등록 1990년 10월 25일 9-246호
책임편집 강병열
표지디자인 김희정
전 화 02) 713-0421~3
팩 스 02) 704-6265
전자우편 jungmunk@unitel.co.kr
홈페이지 www.jungmunkag.co.kr

정 가 **25,000원**

ISBN 978-89-7742-518-7 93510